Holger Reiners

Was aus der Depression hilft

Das Leben akzeptieren
Verantwortung übernehmen
Schritte wagen

Kösel

Dem Philosophen Volker Gerhardt gewidmet,
der mir das Tor zur Philosophie geöffnet hat.

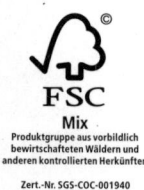

FSC
Mix
Produktgruppe aus vorbildlich
bewirtschafteten Wäldern und
anderen kontrollierten Herkünften
Zert.-Nr. SGS-COC-001940
www.fsc.org
© 1996 Forest Stewardship Council

Verlagsgruppe Random House FSC-DEU-0100
Das FSC-zertifizierte Papier *Pamo Sky* für dieses Buch
liefert Arctic Paper Mochenwangen GmbH.

Wir sind, ein jeder von uns,
reicher, als wir glauben.

Montaigne

Inhaltsverzeichnis

Vorwort

Es sind drei Zitate, die mich bei der Bearbeitung dieses Buches begleitet haben. Ich bin zufällig auf sie gestoßen, ihre Urheber haben nichts miteinander zu tun und die eine Quelle ist noch nicht einmal gesichert. Aber das ist nicht wirklich wichtig.

Der viel begabte Philosoph Montaigne hat festgestellt: »Wir sind, jeder von uns, reicher, als wir glauben.« In der Depression dagegen habe ich mich immer als besonders arm empfunden, arm an Begabung und arm an Möglichkeiten. Dass ich mich einmal reich fühlen würde, habe ich mir nie vorstellen können. Heute, nach überwundener Krankheit, empfinde ich mich endlich doch noch vom Leben reich beschenkt. Ich habe meine Begabungen ebenso wie meine Möglichkeiten entdeckt und dieser Lebenszustand macht mich glücklich – für mich ein Synonym für Reichtum. Ja, ich bin heute reicher, als ich es mir je habe erträumen können.

Leonardo da Vinci hat einen anderen Aspekt des Lebens, der für das Verständnis der Depression wichtig ist, so beschrieben: »So wie das Eisen außer Gebrauch rostet und das still stehende Wasser verdirbt oder bei Kälte gefriert, so verkommt der Geist ohne Übung.« In der Depression nehmen die kognitiven Fähigkeiten deutlich ab, der Geist verkommt. Der Kranke spürt es und verzweifelt daran. Gleichzeitig – so glaubt er – kann er sich gegen den Verfall seiner Kräfte nicht wehren. Nur wer die Zusammenhänge von Ursache und Wirkung in der Depression – Rost – akzeptiert, vermag sich gegen die Reduzierung von seinen tatsächlich vorhandenen Kräften schützen. Er muss das Eisen der verbliebenen Möglichkeiten nutzen, um dem Rosten auch des Selbstwertgefühls entgegenzutreten.

Goethe soll die Lebensmaxime formuliert haben: »Ich weiß nicht, wer ich bin, und ich will es auch gar nicht wissen.« In der Depression erliegt der Kranke dem Gedankenstrudel der Selbstbefragung – bis zur Erschöpfung und immer ohne Ergebnis. Wer bin ich und warum bin ich krank, wird zur Fessel der eigenen Lebensmöglichkeiten.

Wer die drei Zitate einmal in aller Ruhe auf sich wirken lässt, kann aus ihnen den Anspruch an seine eigene Behandlung in der Depression ableiten: Auch ich verfüge über gewisse Mittel und vertraue denen, die die Erfahrung des selbst erreichten Lebensglücks nach der Depression gefunden haben. Und nichts soll mich von dem Wunsch zu leben abbringen. Ich will die Krankheit nicht ohne Gegenwehr geschehen lassen, mein Lebenswasser soll nicht verderben. Schließlich mahnt Goethe zu Recht, dem Wissen um sich selbst nicht allzu viel Bedeutung beizumessen. Wie lange habe ich selbst in der Depression nicht gewusst, wer ich bin. Ich weiß es bis heute nicht. Ich weiß nur, wer ich bisher war, was meinen Lebenselan wieder entfacht hat, aber ich weiß nicht, ob und wer ich morgen sein werde. Wir können uns wünschen, so oder so zu sein. Aber sind wir dann noch wir selbst? In der Depression geht es um das Überleben. Es geht darum, die Krankheit zu überwinden und niemals an unserer Selbstverantwortung zu verzweifeln – so kraft- und mutlos wir auch immer wieder einmal sein mögen.

Die Muskeln der Seele können wir nur selbst trainieren. Die Frage nach dem Warum bringt uns in der Depression nicht weiter – bei der Krebserkrankung ist es nicht anders. Wir sind gezwungen, das Leben zu akzeptieren, unsere Verantwortung anzunehmen, und wir sollten das Leben nicht nur geschehen lassen, sondern es wagen, alle Facetten dieses uns geschenkten Daseins zu erfahren. Wer dagegen das Leben flieht, bringt sich um alles.

Mich-Verantwortung in der Depression – oder: Der Weg zur Seelenapotheke

»Binde deinen Karren an einen Stern.«

Dieser Satz kann als Lebensmotto von Leonardo da Vinci gelten – so ist es jedenfalls überliefert. Leonardo, der große Künstler der Renaissance, das Universalgenie, das seine Aufzeichnungen in Spiegelschrift verfasste, die ersten Flugapparate konstruierte, die Anatomie des menschlichen Körpers erforschte und die geheimnisvollsten und kostbarsten Bilder der europäischen Kunstgeschichte malte.

Leonardo da Vinci hatte Depressionen. Und dennoch war sein Lebensmotto: »Binde deinen Karren an einen Stern.«

Wer heute unter Depressionen leidet, muss sich immer wieder vergegenwärtigen, dass diese Krankheit nicht nur ihn als Schicksalsschlag getroffen hat, sondern dass er – und natürlich auch sie – einer von mindestens vier, eher acht Millionen Kranken allein in Deutschland ist. Das ist nicht tröstlich, aber vielleicht gibt uns allen doch die Tatsache zu denken, dass das Krankheitsbild Depression nicht nur seit etwa 2 500 Jahren bekannt ist, sondern dass sich die besten Köpfe seit dieser Zeit aufs Vielfältigste bemüht haben, den Ursachen des Phänomens Depression auf den Grund zu gehen. Es gibt unzählige Erklärungsversuche, es gibt überlieferte Behandlungsmethoden über Jahrhunderte und es gibt gleichsam Zeugen, von denen wir wissen, dass sie unter der furchtbaren Krankheit Depression gelitten haben – Menschen wie du und ich, Menschen aus allen Gesellschaftsschichten, jeden Alters, jeder Profession und, immer wieder gern zitiert, weil ja die Depression inzwischen angeblich das normalste, akzeptierteste und tolerierteste Krankheitsgeschehen überhaupt ist: Prominente. Prominente Komponisten, Maler, Philosophen,

Politiker, Schriftsteller und Wissenschaftler. Ob die immer wieder genannten prominenten Persönlichkeiten – jeder von uns ist eine Persönlichkeit! – aber tatsächlich unter Depressionen litten, bezweifle ich inzwischen.

Diese Akzeptanz ist blanker Unsinn. Die Depression ist noch immer nicht nur ein Rätsel, sondern auch ein leidvolles Stigma, mit dem sich niemand gern freiwillig outet, so wie sich niemand nach einer erschütternden Diagnose zuerst einmal hinstellt und sagt: Ich habe Aids, ich habe Lassafieber, ich habe Lepra oder das Ebolavirus – oder: Ich habe Lungenkrebs. Nein, niemand spricht gern über seine Depression. Nicht nur, weil ihr etwas Rätselhaftes, Unergründliches und auch Abstoßendes anhaftet und wir nicht wissen, wie mit einem solchen Kranken umzugehen ist, sondern auch deshalb, weil wir es als Gesellschaft, als Mediziner, Psychiater und Psychologen bisher nicht geschafft und es vor allem nicht für notwendig erachtet haben, dieser Krankheit mit Namen Depression den Akutstatus zuzusprechen.

Wer einen Schlaganfall, einen Herzinfarkt oder bei einem Verkehrsunfall – selbst beim Sturz vom eigenen Apfelbaum! – Verletzungen erlitten hat, geht ganz selbstverständlich davon aus, dass der Notarzt, die Feuerwehr, der Rettungswagen oder sogar der Hubschrauber innerhalb von Minuten zur Stelle sind: Man nennt das Akutversorgung! Niemand hinterfragt die Dringlichkeit der ärztlichen Maßnahmen, niemand hinterfragt die Kosten eines solchen Einsatzes, weil jeder Versicherte – ob gesetzlich oder privat – davon ausgeht, dass alles, was in seiner lebensbedrohlichen Lage notwendig ist, auch geschieht: schnellstmöglicher Transport ins Krankenhaus, sofortige Versorgung durch kompetentes und auf genau diesen Ernstfall vorbereitetes medizinisches Personal – Notaufnahme! –, bis hin zur Behandlung auf der Intensivstation über Tage und Wochen. Auch da fragt – zu Recht – niemand nach den Kosten. Es gilt, Leben zu retten.

Und wie sieht es beim Notfall Depression aus? Kommt da auch sofort der Rettungswagen oder gar der Hubschrauber, wird die Depression als Krankheit ebenso ernst genommen wie der Schlaganfall? Gibt es Vorsorgeprogramme wie bei den Krebserkrankungen, gibt es dieselbe Akzeptanz, dasselbe Mitgefühl, dieselbe Hilfsbereitschaft, dieselbe Betroffenheit? Nein, es gibt sie nicht.

Wer als Depressionspatient ärztliche Hilfe braucht – suizidale Patienten, die ihr Leiden nicht mehr ertragen und lieber sterben als leben wollen, ausgenommen –, muss drei bis sechs Monate auf eine Therapie warten! So viel zur beschämenden Nichtakzeptanz der Krankheit Depression.

In den letzten sechs Jahren habe ich als Resonanz auf meine Bücher zum Thema Depression unzählige Briefe, Faxe und Mails erhalten, in denen nahezu alle Absender Unzufriedenheit und Enttäuschung über ihre eigenen Behandlungserfahrungen mit Psychotherapeuten und Psychiatern schildern. Es sind erschütternde Erfahrungen, die kein gutes Bild vom Umgang der Therapeuten mit ihren Patienten zeigen – und am Wahrheitsgehalt dieser Schilderungen gibt es nach oft langen Gesprächen mit den Betroffenen für mich keinen Zweifel. Als Nichttherapeut konnte ich diesen Menschen zwar nicht konkret helfen, aber ich kann mir aufgrund dieser vielfältigen Erfahrungen ein – wenn auch sicher nur undeutliches Bild – von der Situation machen, in der sich ein Großteil der Patienten befindet, die in ihrer Not dringend auf therapeutische Hilfe angewiesen sind.

Nach 20 Jahren eigener Krankheit und den unzähligen biografischen Zeugnissen anderer Patienten erlaube ich mir in diesem jetzt fünften Buch zum Thema Depression eine Zwischenbilanz zu ziehen. Es soll keine Generalabrechnung mit der deutschen Psychiatrie sein, auch wenn es vielleicht manchmal so klingen mag. Nein, eine solche Betrachtungsweise würde niemandem helfen, weder den betroffenen Menschen, die unter Depressionen leiden und therapeutische Hilfe benötigen, um ihr Leiden zu lindern, noch würde ich auf diese Weise irgendetwas an der Haltung der Therapeuten ändern können. Wer in seinem professionellen

Tun frontal angegriffen wird, versucht sich zu wehren und ist in dieser Abwehrhaltung Argumenten selten zugänglich – so verhält sich jeder von uns zuerst einmal. Mir geht es vielmehr darum, all denen, die unter Depressionen leiden, etwas zu vermitteln, an das sie nicht mehr glauben: Hoffnung, Zuversicht und Akzeptanz. Das klingt anmaßend, ist es aber nicht. Ich bin kein Therapeut und kein Arzt, ich bin nur Zeuge eines Krankheitsgeschehens über 20 Jahre, kenne nahezu alle Facetten der Depression, die verschiedenen Behandlungsmethoden, das überzeugende ebenso wie das oft skurrile Verhalten ihrer Vertreter und die Wirkung der Krankheit auf andere, die Angehörigen, die Freunde und das berufliche ebenso wie das private Umfeld.

Ich favorisiere keine der gängigen Behandlungsmethoden, auch lehne ich keine einzige kategorisch ab. Ich bin weder Befürworter noch Gegner der medikamentösen Therapie von Depressionen, sondern halte es vielmehr mit der Einstellung: Wer heilt, hat recht. Da das Krankheitsbild der Depression äußerst komplex ist, ihre Ursachen noch immer weitgehend rätselhaft sind und die Wirkung von Placebos, also wirkstofffreien Medikamenten, oft ähnlich gut ist wie eine zielorientierte Behandlung mit Antidepressiva, sei mir diese vorbehaltlose und eher skeptische Herangehensweise an die Krankheit Depression erlaubt. Skeptisch deshalb, weil ich kein Freund von Ideologien, irgendwelchen besserwisserischen Schulen oder gar Gurus bin.

Als die Eisenbahn erfunden wurde, warnten namhafte Mediziner und auch Ingenieure vor den entsetzlichen Folgen einer Reisegeschwindigkeit oberhalb der Grenze von 40 Kilometern pro Stunde, also dem Achtfachen dessen, was ein Fußgänger in derselben Zeit an Entfernung zurücklegen kann. Heute sind Reisegeschwindigkeiten mit der Bahn zwischen 200 und 400 Stundenkilometern Standard. Wem das zu schnell und zu gefährlich erscheint, der kann auf Regionalzüge ausweichen, er wird sich aber ein Schmunzeln über den Wahrheitsanspruch der damaligen Kritiker zu Beginn der Eisenbahngeschichte nicht verkneifen können, wenn er mit 100 Stundenkilometern durch die Lande reist und sich am schönen Panorama erfreut.

Kurz: Wer meint, ideologisch-engstirnig über den Wahrheitsanspruch in der Behandlung von Depressionen zu verfügen, macht sich in meinen Augen verdächtig. Anders als die wissenschaftlich fundierten Behandlungsmethoden von Internisten oder Chirurgen sind psychotherapeutische Behandlungskonzepte und ihre Berufsvertreter keineswegs irgendwelchen standardisierten Behandlungsmethoden verpflichtet. Wer auf Reisen von einer akuten Blinddarmentzündung geplagt wird, kann sicher sein, in jedem Krankenhaus mit einer chirurgischen Abteilung kompetent, schnell und nach dem aktuellen Standard operiert und behandelt zu werden. Statistisch ist der Behandlungserfolg an jedem Krankenhaus zwischen Flensburg und Garmisch, zwischen Soest und Cottbus etwa gleich. Das lässt sich leider in Bezug auf die Behandlung von leichten, mittelschweren oder schweren Depressionen nicht sagen.

Ein Bild mag die Situation verdeutlichen: Wer am Blinddarm erkrankt ist, gleicht dem Kunden in einer Weinhandlung, der sich seine kulinarischen Vorlieben anhand der Etiketten auf den Flaschen exakt erfüllen kann. Wo Rotwein draufsteht, ist auch Rotwein drin, Traubenart, Qualitätsstufe, Alkoholgehalt und Herkunftsort sind verlässlich ablesbar, schließlich gehört die Panscherei im Kernbereich Europas glücklicherweise der Vergangenheit an. Wer dagegen das richtige Getränk zur Linderung seiner Depression sucht – um in dem Bild zu bleiben –, steht gleichsam einer ganzen Reihe von identischen Flaschen mit durchsichtigem Inhalt gegenüber: Die Flüssigkeit selbst verrät noch nichts von ihrer Zusammensetzung. Es könnte Wasser, Benzin oder auch Wodka sein. Erst wenn man die Flasche öffnet und an der Flüssigkeit riecht, lässt sich mit einer gewissen Sicherheit der Inhalt bestimmen, also ermitteln, wie sich der betreffende Therapeut die Behandlung vorstellt. Man sehe mir den Vergleich mit den Flaschen nach, aber Wein gibt es nun einmal nicht in Gläsern, edlen Porzellangefäßen oder gar in goldenen Gebinden.

Wer unter Depressionen leidet und therapeutische Hilfe in Anspruch nehmen muss, hat sowohl ein zeitliches – Wartezeit auf einen Behandlungsplatz –, logistisches – wo überhaupt finde ich zeitnah einen geeigneten Therapeuten? – als auch ein Qualitätsproblem. Kann ich bei einem Facharzt der Augenheilkunde zumindest von einem abgeprüften Wissen ausgehen und mir ein Bild von Größe und Art der Praxis machen, mir einen, wenn auch flüchtigen, vertrauensbildenden Eindruck verschaffen – Art und Umgang der Arzthelferinnen mit den Patienten! – und mich auch gegen diesen Arzt entscheiden, weil der nächste seine Praxis nur 300 Meter entfernt hat, so ist das bei einem Psychotherapeuten mit Wartezeiten von drei bis sechs Monaten, der meist auch kein weiteres Personal hat, schon sehr viel schwieriger. Außerdem gibt es so gut wie keine Alternative, weil die anderen niedergelassenen Therapeuten noch längere Wartezeiten haben. Diese kurze Auflistung der Unterschiede in der sogenannten freien Arzt- und Therapeutenwahl macht auf einen Blick deutlich, wie unterschiedlich in unserer Gesellschaft die Wertschätzung von psychischen und somatischen Erkrankungen ist: Wer an der Seele leidet, der kann auch warten! All das ist nicht sehr ermutigend, aber es ist für den Hilfe suchenden Patienten Realität, auf die er sich einstellen muss.

Die Überschrift dieses Kapitels »Der Weg zur Seelenapotheke« – die das Anliegen des ganzen Buches beschreibt – mag zweideutig verstanden werden. Die eine Bedeutung könnte sein: Dies ist die Hausapotheke für die Seele, die vom Pflaster über das Verbandszeug, vom Hustensaft bis zum leichten, nicht verschreibungspflichtigen Schmerzmittel all das enthält, was jeder Haushalt irgendwann einmal benötigt. Nein, so ist der Titel nicht zu verstehen, weil ich selbst weder Pflaster noch Tropfen oder Zäpfchen ausgeben kann. Ich verstehe den Titel »Apotheke für die Seele« so wie den Besuch eines Menschen, der in die örtliche

Apotheke geht, um zu erfahren, welche Optionen er im Umgang mit seinem »Problem« hat und wie hoch die Risiken und Nebenwirkungen einer empfohlenen Behandlung sein könnten – und: ob er wohl, vielleicht sogar sofort, einen Arzt aufsuchen sollte. Vor allem aber möchte er sich als mündiger und verantwortungsvoller »Patient« selbst ein Bild über seinen Zustand und seine Wahlmöglichkeiten machen. Dieses Bild beschreibt den einen Aspekt des Buches, also den Status des interessierten Beobachters – eines Menschen, der erst ahnt, dass er vielleicht eine Depression haben könnte. Der andere Aspekt möchte aufzeigen, welche »Bringschuld« der an Depressionen Leidende selbst hat, um die Genesung überhaupt zu ermöglichen und zu befördern.

Und mein vielleicht wichtigstes Anliegen ist, meine Erfahrungen im Umgang mit der Krankheit, im Umgang mit Therapeuten und dem persönlichen Umfeld – Familie, Freunde, Beruf – weiterzugeben, damit der Leser ein Gefühl der Sicherheit bekommt, dass er mit seiner Situation einer Depression nicht allein gelassen ist. Durch die Lektüre kann er sich immer wieder vergewissern und Mut schöpfen, dass es einen Weg aus der Krankheit gibt, und vor allem: dass sich die Depression überwinden lässt, dass es ein erfülltes Leben nach der Krankheit gibt und all das keine leeren Versprechungen, sondern vielfach erlebte Erfahrungen sind, die alle eigenen Bemühungen im Umgang mit der Krankheit begleiten und unterstützen sollen.

Auf den Begriff »Seelenapotheke« oder auch »Heilstätte der Seele« bin ich vor einigen Jahren bei einem Besuch der Stiftsbibliothek in St. Gallen gestoßen. Die griechische Inschrift befindet sich in einer Kartusche über dem prunkvollen Eingangsportal zur Bibliothek. Für die Mönche also war die eigene große Bibliothek aus der Zeit des Barock mit Beständen seit der Klostergründung im 8. Jahrhundert mit einem prachtvollen Interieur und Tausenden von kostbar eingebundenen Büchern und Handschriften aus der Zeit ab dem 8. Jahrhundert ein geistlicher und weltlicher Wissensfundus, der als intellektuelle Apotheke für die Seele gedacht war. Auf der einen Seite gab es die starre, festgelegte Struktur des Klosterlebens mit ihren Ritualen und Pflichten, auf der anderen den großen Schatz der Bücher in einer behaglichen Atmosphäre der klösterlichen Bibliothek – ein Konzept aus Struktur, Pflichten und geistigen Freiräumen, das ich mir als geradezu ideal auch für Menschen vorstellen kann, die unter Depressionen leiden: der Alltag als vorübergehende Gruppentherapie, die Geborgenheit in der Gemeinschaft, eine Gemeinschaft, die den Einzelnen jeden Tag neu seiner Bedeutung vergewissert, ihn mitträgt, aber gleichzeitig auch ein Mitmachen, ein Teilhaben in Verantwortung einfordert. Die Bibliothek steht dabei gleichsam als Sinnbild einer intellektuellen Eigentherapie auf der einen und als Zeichen des eigenen Kompetenzstrebens und der Wiedereingliederung in die positive Normalität des Alltags auf der anderen Seite.

Eine solche lebenstherapeutische Struktur wie im Kloster lässt sich natürlich in unserer Welt nicht so einfach eins zu eins kopieren – und auch die religiösen Rituale sind keineswegs zwingend. Mir geht es vielmehr darum, zu zeigen, dass ein Gefühl ritueller Geborgenheit, und nichts anderes bedeutet ja ein zufriedenes, herausforderndes Berufs- und Alltagsleben mit seiner dominanten Struktur, eine gute und notwendige Basis der Lebenszufriedenheit ist, eine Lebenszufriedenheit, die auch ein Bollwerk gegen die Depression sein kann.

An dieser Stelle kann der Eindruck entstehen, dass es nur der Struktur, der Pflichten und einer gewissen Disziplin bedarf, um die Depression nicht nur abwehren, sondern sie in einem angemessenen Zeitkontingent auch überwinden zu können. Dem ist nicht so. Und ich werde immer wieder in den einzelnen Kapiteln darauf hinweisen, dass die Depression eine schwere und häufig sogar lebensbedrohende Erkrankung ist, die einer akuten Aufmerksamkeit, Diagnose und Behandlung bedarf. Die »Hausapotheke«, die ich dazu anbiete, kann nicht mehr leisten als ein

Gesprächspartner, der seine Erfahrungen einbringt, um das Unbekannte zu erklären, das Überraschende verständlich zu machen, und der gleichsam weiß, dass es im Tunnel der gegenwärtigen Erkrankung zwar dunkel und unheimlich ist, dass am Tunnelausgang aber wieder das vertraute Tageslicht erscheint, das Hoffnung und Lebenskraft gibt.

Machen wir uns noch einmal klar: Die Depression ist noch immer eine äußerst rätselhafte Erkrankung. Niemand weiß auch nach mehr als 2 500 Jahren, seitdem die Krankheit Depression in ihren unterschiedlichen Facetten dokumentiert ist, um ihre Ursachen. Nur wissen wir heute, im Unterschied zu früheren Generationen, ziemlich gut, wie eine Depression zu behandeln ist – auch wenn die Meinungen über das »Wie« noch immer weit auseinanderliegen. Die Depressionsbehandlung könnte man mit einer Lampe oder einem Motor vergleichen: Wir wissen, dass sie funktionieren, aber wie, wissen wir nicht. Und es interessiert uns auch nicht, wir nehmen es als selbstverständlich hin. Oder können Sie das Phänomen Strom wirklich schlüssig erklären?

Wir können also Depressionen akut mit Medikamenten wirksam behandeln, so, wie wir die Lampe anstellen oder den Motor anlassen können. Wir wissen auch grob um die Wirkmechanismen, aber wir können die Wirksamkeit eines Medikaments oder einer Therapie noch immer nicht sicher voraussagen. Bei einer Blinddarmoperation wissen wir ziemlich exakt um den Heilungsverlauf, wenn der Kranke kein Risikopatient ist – Raucher, herzkrank, stark übergewichtig oder sehr alt. Die Verweildauer im Krankenhaus ist längst standardisiert und wird von den Krankenkassen auch nur noch so bezahlt. Bei der Depression dagegen lässt sich weder die Behandlungsdauer noch der Behandlungserfolg voraussagen. Oder vielleicht doch? Wird die Depression möglicherweise meist falsch behandelt, nicht richtig erkannt oder werden gewisse Krankheitseinsichten, weil sie nicht ins therapeutische Verständnis passen, einfach ignoriert?

Stehen so manche Behandlungstraditionen neuen Entwicklungen und Erkenntnissen und damit vielleicht einem Erfolg ganz neuer Therapieansätze entgegen – so wie sich Mitte des 19. Jahrhunderts die Zünfte gegen die Abschaffung ihrer Privilegien gewehrt haben oder die Autoritäten des Glaubens lange Zeit den Erkenntnissen der Wissenschaft nicht folgen wollten, weil sie das Machtgefüge der Kirche bedrohten? Warum sage ich das? Weil ich all denen, die sich mit dem Phänomen Depression zum ersten Mal beschäftigen müssen und verunsichert sind – als Patient, als Angehöriger oder Beobachter –, deutlich machen möchte, dass nicht überall, wo Therapie draufsteht, auch wirklich eine wirksame Therapie enthalten ist.

Verstehen Sie mich als mehr oder weniger erfahrenen »Apotheker«, der Ihnen nichts verkaufen möchte. Ich weiß, dass es solche Apotheker in der Regel nicht gibt, aber ich weiß durchaus von Apothekern, die dazu noch glänzende Kaufleute sind, dass es manchmal sehr viel lukrativer ist, den Kunden über eine gute Beratung auf Dauer an sich zu binden als über das schnelle Geschäft mit 100 Hustenbonbons oder einer Antifaltencreme.

Ich werde die aus meiner Sicht wichtigen Aspekte für den Depressionskranken behandeln. Es geht mir nicht um Detailinformationen zur medikamentösen Behandlung, auch werde ich nur kommentierend auf die gängigen therapeutischen Verfahren eingehen. Erstens, weil ich es nicht besser weiß, und zweitens, weil es die relevanten Spezialinformationen heute für jeden zugänglich über das Bündnis gegen Depressionen, bei der Stiftung Deutsche Depressionshilfe oder in der zahlreich angebotenen Literatur zum Thema gibt.

Mir ist während der eigenen Erkrankung und danach immer wieder aufgefallen, wie gleichsam blutleer, aber auch äußerst selbstbewusst über die Depression und ihre Behandlung in Fachkreisen berichtet wird. Wenn so manche selbst ernannte Kapazität der Psychiatrie in den Boulevardzeitungen mit Millionenauflage verkündet, dass sie diesen oder jenen Prominenten, bei dem eine Depression diagnostiziert wurde, innerhalb von 14 Tagen nicht nur kurieren, sondern auch wieder voll umfänglich gesund machen wird, dann macht mich diese Art von Selbstüberschätzung und Anmaßung wütend. Da ist mir jedes Versprechen einer rituellen Voodoo-Veranstaltung oder die vieldeutige Prognose einer Wahrsagerin lieber – schließlich bin ich nicht durch Krankheit bedroht und kann mir den folkloristischen Zauber durchaus einmal schmunzelnd anschauen. Wer dagegen mit einem Depressionskranken spielt, um seine eigene Eitelkeit zu befriedigen, macht sich schuldig. Auch diese Facette des Therapeutendaseins gibt es, und ich werde darauf noch eingehen.

Bücher haben es oft an sich, dass sie einen gewissen Umfang haben müssen, so will es die Tradition. Die Amerikaner sind Meister im Verfassen von besonders dicken Büchern. Nicht immer halten sie, was ihr Umfang verspricht. Aber es gibt Bücher, die gerade von ihrem Umfang leben, wenn er denn lesbar ist und immer wieder Überraschungen bereithält. Ob einem das als Autor gelungen ist, kann man selbst nicht beurteilen – das bleibt dem Leser vorbehalten. Er kann davon ausgehen, dass er auf den vielen nächsten Seiten einen kritischen Einblick in die Krankheit Depression erfährt, und sich gleichzeitig vergewissern, dass es viele Auswege aus der Depression gibt. In diesem Sinne biete ich aus voller Überzeugung die Botschaft an, dass sich die Depression überwinden lässt. Diese Botschaft heißt: Zuversicht, Engagement, Empathie, Hoffnung, Wahrheit und Zukunft. Ich werde Ihnen weder das Heil noch eine glückliche Zukunft versprechen, aber ich verspreche Ihnen, dass ich von dem, was ich Ihnen sage, zutiefst überzeugt bin – und all das ohne jedes kommerzielle Interesse. Verstehen Sie mich also einfach als Angebot, auf das Sie sich einlassen können – Ablehnung eingeschlossen.

Depression – das unterschätzte Leid

Wer seelisch krank ist und an Depressionen leidet, gehört nicht einer versteckt lebenden kleinen Gruppe von Aussätzigen an, sondern einer großen Zahl von leidenden Menschen in den Industrienationen – Tendenz offenbar zunehmend. Auch wenn es dafür bisher keine eindeutigen Belege gibt, so sind wir inzwischen sehr viel aufmerksamer im Umgang mit seelisch Kranken geworden. Es werden heute möglicherweise mehr Fälle diagnostiziert, manchmal auch vorschnell, damit sich der Hausarzt nicht allzu lange mit dem meist zeitkonsumierenden Patienten beschäftigen muss und diesen – wenn es sein Kontingent noch zulässt – gern schnell an einen Facharzt überweist. Tatsache ist: Nahezu jeder von uns kennt jemanden in der Familie oder im Freundeskreis, der an Depressionen leidet. Die Krankheit ist allgegenwärtig, nicht aber ihre Akzeptanz. Noch immer ist die Depression kein selbstverständliches Gesprächsthema, über das man sich ebenso unverfänglich austauscht wie über Rücken- oder Gelenkschmerzen. Über 11 000 Menschen nehmen sich jedes Jahr in Deutschland das Leben. Viele davon sind an Depressionen erkrankt. Sie töten sich selbst, um präzise zu sein, oft unter furchtbaren Umständen, weil sie ihr unergründliches Leiden nicht länger ertragen.

Glücklicherweise gehen wir heute mit dem Begriff Suizid, also dem Tod von eigener Hand, zuerst einmal wertfrei um und vermeiden weitgehend das Wort Selbst-Mord. Der Mord schließt in der juristischen Diktion sowohl den Vorsatz als auch die Heimtücke ein. Wer sich wegen der unerträglichen Verzweiflung in der Depression das Leben nimmt, tut es zwar mit dem Vorsatz, das Ende der Qualen im Tod zu suchen, aber es wäre mehr als zynisch, eine solche Verzweiflungstat mit dem Begriff der Heimtücke zu verbinden, hat doch der Begriff heimtückisch die ursprüngliche Bedeutung von hämisch und geheim. Eine große Zahl von »Unfällen« mit Todesfolge, also bewusst versteckte Suizide, wird nie aufgeklärt, weil die Todesursache nicht herauskommen soll: die Selbsttötung aus Scham, das Verschleiernwollen aus religiösen Gründen oder aber, um die Auszahlung der Lebensversicherung an die Hinterbliebenen nicht zu gefährden. Bei Selbsttötung unter Vorsatz des Versicherungsbetruges wird der Versicherer die Auszahlung der Police verweigern, bei einem inszenierten Unfall ist der Nachweis dagegen häufig nicht zu führen, vor allem dann nicht, wenn der Abschluss der Versicherung schon einige Zeit zurückliegt und niemand Verdacht schöpft, dass es sich hier nicht um einen natürlichen Todesfall handeln könnte. Daher muss davon ausgegangen werden, dass die Zahl der Selbsttötungen jedes Jahr sehr viel höher ist als die von amtlicher Seite bestätigten Suizide – Schätzungen gehen von einem Vier- bis Sechsfachen aus. Das ist dann eine genauso hohe Sterblichkeitsrate wie beim Herzinfarkt und muss aufhorchen lassen.

Wäre die Akzeptanz der Krankheit Depression in der Gesellschaft selbstverständlicher, würden auch weit größere Anstrengungen in Forschung und Behandlung unternommen, um das Leiden der Betroffenen zu lindern. Die Gesamtzahl der jährlich nachgewiesenen Todesfälle bei psychischen Erkrankungen ist ähnlich hoch wie bei Brustkrebs und mehr als 20-mal so hoch wie bei der Immunerkrankung Aids. Aber die Aufmerksamkeit, die die Gesellschaft der Depression widmet, ist wesentlich geringer. Dramatisch allerdings fallen die statistischen Daten aus, wenn es um die Erfolgsquote der Behandlung von Depressionen geht: Mehr als 50 Prozent der Patienten, die sich einer Therapie unterziehen, werden falsch und zu ihrem eigenen Nachteil behandelt, nur etwa 10 Prozent mit Erfolg. Eine derart beschämende Erfolgsquote wäre bei anderen Volkskrankheiten dieses Umfanges aus naheliegenden Gründen undenkbar.

Entgegen aller Vorurteile und Befürchtungen sind Depressionen heute gut behandelbar und über 90 Prozent der Kranken könnten von ihrem todbringenden Leiden befreit werden, wenn die Kompetenz der Ärzte, Psychiater und Psychologen größer, ihre Honorierung besser und auch der Faktor Zeit als Voraussetzung für eine empathische Behandlung angemessen bezahlt würde. Und: wenn die Öffentlichkeit mehr über diese Krankheit wüsste und die Patienten nicht mit der stigmatisierenden Sprachform »psychisch krank« ausgegrenzt würden und deshalb sogar aus Scham eine Behandlung vermeiden. Mit dem Begriff »psychisch krank« verbindet die Öffentlichkeit spontan die gefährlich-dunklen Seiten des Menschen – den gewissenlosen Mörder und den perversen Sexualstraftäter – und die Medien nutzen diesen Begriff leider noch immer gern in seiner plakativen Form, um dem Leser den Schauer des Gruselns zu bieten. Am Ende der Berichterstattung heißt es dann ganz nüchtern, gleichsam zu unserer aller Entlastung, dass der Täter in die Psychiatrie eingewiesen wurde. Hier wird sensationslüstern eine Formulierung missbraucht, mit der wir auch das Leiden von Millionen Kranker beschreiben, die mit den Insassen der forensischen Psychiatrie, also den Straftätern, nichts, aber auch gar nichts zu tun haben. Wenn wir von der Psychiatrie als der Intensivstation für eine seelische Erkrankung sprechen, dann nicht wie in der übrigen Intensivmedizin mit einem erwartungsvollen und positiven Klang, sondern als geheimnisvollen, ängstigenden Ort, den zu erwähnen die meisten Menschen zu vermeiden suchen. Wer in der »Psychiatrie« war, wird automatisch mit der ganzen Wucht des Vorurteils ausgegrenzt – mit so einem möchte man nichts zu tun haben, man möchte auch nichts Näheres erfahren, so, als wäre schon das gedankliche Einlassen auf die Psychiatrie mit einer Gefahr für das eigene Seelenheil verbunden. Welcher Unsinn!

Auch wenn die Berichte über frühere psychiatrische Anstalten häufig furchtbar sind, so müssen wir uns dasselbe für die Chirurgie vergegenwärtigen, die noch bis vor etwa 50 Jahren ohne eine wirklich verlässlich kontrollierbare Anästhesie arbeiten musste. Auch wenn der Vergleich ein wenig hinkt, so mag er doch verdeutlichen, dass medizinisch-wissenschaftliche Entwicklungen zum Wohle des Patienten nur dann erfolgreich und vergleichsweise schnell eintreten, wenn die Gesellschaft daran großes Interesse hat: Schließlich will niemand unnötig Schmerzen erleiden müssen, und zu Recht erwartet heute jeder Patient, dass er, bei welcher Krankheit auch immer, schnell und kompetent behandelt wird und schon bald in die Normalität des Alltags zurückkehren kann. Die Erfolge in der Aidsbehandlung belegen eindrucksvoll, was Forschung bewirken kann, wenn ihr genügend Lobby-Aufmerksamkeit zuteil und vor allem genügend Mittel zur Verfügung gestellt werden: Stichwort weltweit standardisierter Aidstest und eine rasante Entwicklung in der Arzneimittelforschung, die den Aidskranken heute ein langes, hoffnungsvolles Überleben sichert.

Um jedes Missverständnis und jede Verharmlosung im Gebrauch des Begriffes Depression zu vermeiden, habe ich an anderer Stelle vom Krebs oder vom Wundbrand der Seele gesprochen. Umgangssprachlich werden mit dem Wort Depression gern Assoziationen geweckt, die etwas mit Niedergang zu tun haben – Weltwirtschaftskrisen, Skandale im Sport, kultureller Verfall in Kunst und Musik – eine Wortkonnotation, die das Bedrücktsein über einen Verlust beschreibt, nicht aber auch automatisch und selbstverständlich das Leiden eines einzelnen Menschen in der Krankheit assoziiert. Ich trete daher schon lange dafür ein, diesen in der deutschen Sprache so missverständlichen und häufig falsch gebrauchten Krankheitsbegriff Depression durch einen anderen zu ersetzen, der jede Verharmlosung oder sprachliche Irreführung ausschließt. Da das Wort Depression im Englischen durch den Zusatz »minor« oder »major« klar und eindeutig als medizinische Diagnose verstanden wird, gilt es einen Begriff zu finden, der auch im Deutschen den nötigen

Respekt vor dem Krankheitsphänomen Depression einfordert und jedem Missbrauch vorbeugt.

Leider bewegen sich auch die unter Ärzten und Therapeuten verwendeten Begriffe zur Beschreibung der Krankheit in einem Vokabular, das sich nach meiner Einschätzung zu eng an Worte hält, die sich ebenso gut auch im Zusammenhang mit den Folgen schlechter Stimmung, von Launen oder einer ungewohnt größeren Alltagsbelastung verwenden lassen. Als typische Symptome der Depression werden gern Antriebsarmut, Appetitlosigkeit, Schlafstörungen, Libidoverlust, diffuse Angst und Hoffnungslosigkeit aufgelistet, die in ihrer Summe sicher Abbild der Depression sind, die aber in keiner Weise Leid und Schmerz assoziieren, sondern eher die Reaktion »Das haben wir doch alle irgendwann einmal«. So notwendig diese um Objektivität bemühten Begriffe für die Kommunikation zwischen Medizinern und Therapeuten sind, so verharmlosend klingen sie für jeden, der ihnen zum ersten Mal begegnet. Wer ist nicht schon einmal von Schlafstörungen bei Vollmond geplagt worden, wer hat nicht schon hin und wieder unter Lustlosigkeit und beunruhigender Passivität gelitten? Auch das sexuelle Interesse erreicht nicht jeden Tag die 100-Prozent-Marke und Existenzangst ist für den, dem gerade gekündigt wurde, kein Fremdwort, ebenso wenig wie eine temporäre Verzweiflung nach dem Scheitern einer als erfüllend empfundenen Beziehung.

Wer unter Depressionen leidet, wird die Aspekte Schlaflosigkeit, Antriebsarmut oder auch Libidoverlust nicht primär als bedrohlich empfinden, im Gegenteil, mit diesen Einbußen an Lebensqualität könnte man sich auf Zeit sogar arrangieren. Aber das schleichende Verblassen des Lebenselans und dann irgendwann in Folge eine immer stärker werdende Todessehnsucht bedeuten einen sich jeden Tag selbst beschleunigenden Gedankenstrudel, der eine zunehmende Eigendynamik entwickelt, die plötzlich alle Gedanken und Phantasien auf sich zieht – unentrinnbar. Der Kranke fragt sich ständig, was soll aus mir werden, kann es noch schlimmer kommen und werde ich je wieder ein normales, unbeschwertes Leben führen können? Werden meine intellektuellen Fähigkeiten zurückkehren, wird sich meine Menschenscheu verflüchtigen, kann ich mir irgendwann wieder trauen und vielleicht auch ganz neue Aufgaben und Anforderungen in meinem Beruf übernehmen? Der Verlauf der Krankheit Depression im Schweregrad, vor allem aber die zeitliche Ausdehnung der Behandlung, sind kaum abzuschätzen. Und da es so viele Berichte über nicht nur äußerst langwierige, sondern leider auch erfolglose Therapien gibt, empfindet der Betroffene seine Situation von Tag zu Tag zunehmend als entmutigend – neben der oft unerträglich langen Wartezeit für eine Behandlung.

Für die meisten Krankheiten haben wir im Sprachgebrauch in Bezug auf den Schweregrad Parameter, unter denen sich jeder Laie sofort etwas vorstellen kann: Verletzungen mit hohem Blutverlust, Schädel-Hirn-Trauma, Bauchfellentzündung, Herzinfarkt, Prostatakrebs, Aids. Fallen diese Begriffe, zucken wir betroffen zusammen. Und wie ist es, wenn jemand von beklemmender Wunschlosigkeit spricht? Muss man das ernst nehmen? Wunschlosigkeit? Das wird sich schon wieder geben, das kann doch nun wirklich nicht so dramatisch sein. Oder doch? Wunschlosigkeit in der Depression ist das Abbild einer sich ankündigenden Suizidalität. Der krampfartige Schmerz in der Brust sagt uns: Vorsicht, Herzinfarkt. Würden wir beim ersten Hören je die Wunschlosigkeit in dieselbe Kategorie von Krankheit einordnen – vor allem auch emotional? Würden wir gar den Notarzt rufen?

Es gibt in der Depression die Traurigkeit. Jeder von uns ist manchmal traurig. Aber traurig sein ist keine Krankheit, sondern eher ein vorübergehender Gemütszustand, der sich auch wieder verflüchtigt. Das beklemmende Gefühl nicht nachlassender Traurigkeit in der Depression dagegen ist anders. Es ist eine Traurigkeit ohne konkreten Anlass, ein das Leben zersetzendes Gefühl des Verlassenseins, des Allein- und Ausgeliefertseins. Niemand kann den depressiven Menschen aus dieser tränenlosen Traurigkeit befreien – kein freundliches Wort, keine dargebotene Perspektive, kein Geschenk. Die Traurigkeit in der Depression ist unbestechlich.

Ähnlich wie der Schlafentzug den Kranken nach durchwachter Nacht für einige Stunden von der Depression zu befreien vermag, so tritt dieser Effekt für Sekunden auch beim herzhaften, unkontrollierten Lachen ein: Das Lachen über einen verrückt komischen Witz hat denselben Effekt. Für ganz kurze Zeit schaltet das Gehirn auf Normalität, der Effekt des Lachens löscht für Sekunden das Krankheitsmuster der Depression, um kurz danach wieder in tiefe Traurigkeit und Apathie zurückzufallen. Wer sich im Lachen plötzlich befreit fühlt, muss an einen Spuk glauben, an eine Täuschung, der uns das eigene Gehirn, unsere Lebensschaltzentrale, für einen kurzen Moment aussetzt. Im Volksmund heißt es: Lachen macht gesund. Das trifft auch in der Depression zu. Aber warum hält dieser befreiende Zustand nicht an? Wir wissen es nicht. Auch wenn es die sogenannte Lachtherapie tatsächlich gibt, so hat sie doch bisher keinen nachhaltigen Behandlungserfolg erzielen können.

Ein drittes, ebenso bedrückendes und zersetzendes Moment in der Depression ist die Angst. Angst legt sich wie ätzender Nebel über den Tag des Kranken, ist omnipräsent, durchdringt jede unserer Handlungen und wirkt wie ein schleichendes Gift, das uns die Kraft zum Leben raubt. Nicht gänzlich, sie macht den Kranken nicht benommen oder gar bewusstlos – wie sehr würde er sich gerade das wünschen! –, nein, im Gegenteil, die Angst in der Depression versetzt ihr Opfer in eine permanente, seismografische Aufmerksamkeit, sie lässt es nicht zur Ruhe kommen, sie nagt und zermürbt, ohne das Gefühl von Müdigkeit und Erschöpfung.

Angst als instinkthaftes Verhalten, als Vorbote der Wahrnehmung, macht uns wachsam gegenüber einer drohenden Gefahr.

Furcht ist dann die Folge, Furcht wägt ab, schützt und konzentriert uns auf das, was uns gefährlich werden könnte. Ist die Gefahr gebannt, tritt wieder emotionale Normalität ein, vielleicht noch kurz eine Reflexion dessen, was da gerade geschehen ist – aber diese Gedanken verflüchtigen sich mit der Zeit, wenn das Erlebnis nicht wirklich traumatisch war. Am Ende eines solchen Prozesses verbuchen wir das Geschehen als Erfahrung. Die Angst in der Depression ist anders, ich möchte sie bewusst krankhaft nennen, weil sie in ihrem Zerstörungswerk einer dringenden, entschlossenen Behandlung bedarf. Alle anderen Phänomene des Leidens verblassen in der Depression gegenüber der Angst. Befragt, wie zermürbend die Angst in der emotionalen Relation empfunden wird, habe ich oft die Antwort erhalten, Wünsche könnte man vielleicht doch eines Tages wieder entwickeln. Kehren die Wünsche zurück, verflüchtigt sich möglicherweise auch die Hoffnungslosigkeit – das ist ein gedanklicher, kein emotionaler Prozess –, aber die Angst entzieht sich jeder rationalen Herangehensweise. Angst hat die Qualität von Phantomschmerz – der zermürbende Schmerz im Fuß des amputierten Beines. Es gibt diesen Schmerz, weil das Gehirn den Fuß noch immer als vorhanden zu erkennen meint. So ungefähr müssen wir uns den Angst-Schmerz in der Depression vorstellen – irrational, unbeherrschbar und quälend existent. Wenn Angst irgendwann als chronischer Schmerz empfunden wird, der kein Entkommen zeitigt, dann ist dieser Zustand nur allzu oft der Auslöser, der so manchen Verzweifelten in den Suizid getrieben hat. Angst in der Depression ist tödlich.

Muss ich jetzt noch fragen, warum es keinen Notarzt für die Seele gibt? Oder besser: Warum ist die Forderung nach einer Akutbehandlung für Depressionskranke nicht längst Selbstverständlichkeit? Die Erklärung liegt sicher auch in der geschichtlichen Entwicklung der Psychiatrie. Sigmund Freud, der Begründer der Psychoanalyse, hat auf der einen Seite die Spuren der Genialität hinterlassen, auf der anderen aber auch das Bild von verwöhnten, hysterischen Patienten. Müssen wir daher als Arbeitgeber, als Angehöriger und Freund die sogenannte Depression wirklich ernst nehmen? Und auch die Behandlungsmethode, also die Psychotherapie? Diese Fragen werden von Ignoranten immer wieder gestellt, das Vorurteil, die Depression sei ein »eingebildetes Leiden«, hält sich hartnäckig. Das ist sogar verständlich, weil die Depression in der Außenwirkung so wenig eindeutig ist. Das Leiden in der Depression zeitigt keine spektakulären Wunden und Narben, es kann nicht eindeutig visualisiert werden wie der Haarausfall nach der Chemotherapie oder der für alle sichtbare Gewichtsverlust nach der Krebsoperation.

Schon ein spürbarer Leistungsabfall – beruflich, intellektuell und in der Alltagsroutine – kann eine Depression bedeuten, nur dass wir diesen eben nicht mit Krankheit assoziieren wollen, sondern die Beschäftigung mit dieser sonderbaren Veränderung zuerst einmal meiden und aufschieben. Depression bedeutet emotional unsicheres Terrain und gedanklich ein schwer fassbares Geschehen mit unklarer Herkunft und ebenso unklarem Ausgang. Bei Herzbeschwerden erwarten wir eine medizinische Erklärung und finden eine umfassende Behandlung ganz selbstverständlich, auch wenn diese im Krankenhaus stattfinden soll. Wir wissen, die Herzkrankheit ist bedrohlich, aber kurierbar, da wir sie gern als mechanischen Defekt begreifen, der in vielen Fällen gut zu beheben ist. Das Herz hat den Nimbus seiner unantastbaren Einzigartigkeit eingebüßt, es ist im Verständnis inzwischen ein Organ wie andere auch, das man behandeln oder gegebenenfalls auch austauschen kann. Von einer derartigen mentalen Betrachtung der Depression dagegen sind wir noch weit entfernt. Die Depression entzieht sich weitgehend der Ratio.

Der Wunsch, sich das Leben nehmen zu wollen, illustriert eindringlich, dass Todesphantasien und Todessehnsüchte zur Depression gehören, dass sie den furchtbaren Endzustand der Krankheit darstellen – und nicht etwa einen verantwortungsvoll geplanten letztwilligen Entschluss, den bilanzierenden Tod, über den sich diskutieren und philosophieren ließe. Nicht mehr leben zu wollen, bedeutet für den an Depressionen Leidenden dasselbe wie für den Krebskranken im Endstadium, schon bald nicht mehr leben zu dürfen. Anders aber als bei einer Krebserkrankung ist der ersehnte Tod in der Depression ein Krankheitssymptom, gleichsam ein Tumor der Seele, der zwar den Höhepunkt der depressiven Episode anzeigt, aber keineswegs auch das zwangsläufige Endstadium des Lebens bedeutet – nein, der Begriff der Episode meint einen zeitlichen Ablauf mit Anfang und Ende. Und wie bei dem rechtzeitig diagnostizierten und im Frühstadium operierten Tumor verhält es sich auch mit der Depression: Je eher sie in ihrem Ausmaß erkannt und dann auch sofort behandelt wird, desto größer sind die Aussichten für einen schnellen Heilungserfolg.

Umso unverständlicher ist es, dass trotz dieser Erkenntnis nicht schon zum frühestmöglichen Zeitpunkt – wenn der Patient zum ersten Mal mit den kritischen Symptomen einer Depression zu seinem Hausarzt kommt – die Weichen der Behandlung auch gezielt und richtig gestellt werden. Das ist keine böse Absicht, sondern ein Fehler im System. Die Symptomatik einer schweren Depression ist ebenso eindeutig wie der stechende Schmerz in der Brust, zumindest für den, der über eine wirkliche diagnostische Kompetenz verfügt. Und was geschieht täglich in der Praxis? Auch bei eindeutigem Verdacht auf eine Depression kann sich der Hausarzt bei der Überweisung an einen Fachtherapeuten noch immer zwischen ganz unterschiedlichen Behandlungsvarianten entscheiden, ohne dass der Patient Einfluss nehmen kann: den Psychologen mit zahlreichen Therapieansätzen auf der einen und den Psychiatern, also Fachärzten, auf der anderen Seite. Der Unterschied der beiden Lager ist aber gravierend: Der Psychiater ist Arzt und berechtigt, jedwede Form von Medikamenten zu verschreiben. Ist er nach sorgfältiger Diagnose von der Depression seines Patienten überzeugt, kann er zwischen einer medikamentösen und einer psychotherapeutischen Behandlung abwägen, er kann aber auch eine Kombination beider Verfahren für sinnvoll halten. Entscheidend für den Patienten ist eine zeitnahe Behandlung, die ihm das sichere Gefühl gibt, ernst genommen zu werden. Dabei hat das Medikament sowohl eine wichtige medizinische Funktion – Vermeidung einer Chronifizierung der Depression durch allzu lange Wartezeit – als auch eine unmittelbar therapeutische, da der Patient ärztliche Aufmerksamkeit erfährt, die spontan sehr entlastend wirkt. Psychologen ist der medikamentös ausgerichtete Behandlungsplan dagegen versperrt, ihnen bleibt allein das Instrumentarium des Wortes und der Empathie – wichtige Komponenten der Behandlung, aber eben nicht das ganze mögliche Spektrum.

An dieser Stelle kann ich auf die anhaltenden ideologischen Scheuklappen im Umgang mit der Depression nur hinweisen – ein weites Feld zum Nachteil all derer, die unter dieser Krankheit leiden müssen. So wie der an Krebs Leidende jedwede Hilfe ersehnt, so sollte auch der an Depressionen Leidende offen für jeden Behandlungsvorschlag sein. Dass sich eine Depression allein mit den sogenannten weichen psychotherapeutischen Maßnahmen erfolgreich behandeln lässt, bezweifle ich inzwischen. Jeder Patient ist für die Entscheidung über seine Behandlung mitverantwortlich, er muss sie auf der einen Seite kritisch auf Schlüssigkeit hinterfragen, auf der anderen aber auch dem Arzt oder Therapeuten darin vertrauen, dass das Richtige für ihn geschieht. Hier unterscheidet sich der Umgang mit Depression nicht von anderen schweren Erkrankungen: Wissen und Vertrauen entscheiden über den Behandlungserfolg. Erst das Wissen über die eigene Erkrankung ermöglicht eine aktive Mitarbeit im Genesungsprozess, aber ebenso unverzichtbar ist das Vertrauen in das Behandlungskonzept des Arztes oder des Therapeuten – nur stellen wir es vor einer Darmoperation oder dem Austausch eines Hüftgelenkes nicht permanent infrage. Warum? Weil es keine Alternative gibt.

In der Depression wird noch immer in Verkennung der Symptomatik zu lange nach der nebenwirkungsfreien Behandlung »ohne Chemie« gefragt, anstatt nach einer kompetenten Behandlung aufgrund bewährter Methoden. Hier steht sich die Depression mit ihren selbst gepflegten Vorurteilen auch selbst im Wege. Das gilt trotz aller Aufklärungskampagnen noch immer besonders für die weitverbreitete Einschätzung, dass Psychopharmaka abhängig machen. Sie verändern auch die Persönlichkeit nicht, wie gern behauptet wird. Hier haben auch die Patienten eine Informationsverpflichtung. Sie sollten den Wert und die Erfolgsbelege einer medikamentösen Behandlung genauso einschätzen und ernst nehmen wie bei Bluthochdruck oder Diabetes – auch wenn die Berichterstattung über »die Pharmaindustrie« häufig unschön und tendenziös ausfällt. Warum gibt es dann nicht auch dieselben irrationalen Negativreaktionen gegenüber Herzmedikamenten, Magen- oder Aidspräparaten? Wer als Patient meint, seine Depression müsse allein durch verbales Handauflegen kuriert werden, verharmlost in Unkenntnis die eigene Situation und darf sich nicht wundern, wenn er nicht ernst genommen wird.

Dass Menschen, die an Depressionen leiden, nicht sterben, sondern tot sein wollen, beschreibt die Dramatik der Krankheit besonders anschaulich. Wer depressionsbedingt – nicht altersbedingt! – jedwede Hoffnung aufgegeben hat, wer die Angst nicht mehr erträgt und sich den gedanklichen Strudeln der Verzweiflung nicht mehr entziehen kann, will nicht sterben, er will tot sein. Worin besteht der Unterschied? Sterben wollen heißt, für immer aus dem Leben gehen zu wollen – aus welchem Grund auch immer. Tot sein wollen dagegen umschreibt in aller Hilflosigkeit, auf Dauer erlöst zu werden, erlöst von der Unerträglichkeit der Depression. Gäbe es für den Kranken auch nur ein Fünkchen Hoffnung, er würde sofort von dem Gedanken an den Suizid Abstand nehmen und jedweden Pakt mit seinem Arzt oder Therapeuten eingehen, um wieder gesund zu werden.

Das Leben eines Menschen, der eine schwere Depression durchmacht, hängt am sprichwörtlich seidenen Faden – nicht dem der Medikation oder der Operation, sondern dem der Hoffnung. Hoffnung bedeutet Lebenselan, und der Kranke muss sich immer wieder klarmachen – auch wenn der dornige Weg der Selbstüberzeugung und des Mutmachens sehr, sehr schwerfällt –, dass nicht der Weg aus dem Leben, sondern die Umkehr zurück *ins* Leben das Ziel sein muss. Es gibt ein leidvolles Leben mit der Depression und ein vielversprechendes Leben danach, wie immer es auch aussehen mag.

Ich selbst habe im Verlauf meiner Depression immer wieder an die Möglichkeit des Suizids gedacht, habe alle Varianten durchgespielt – besonders dann, wenn ich wieder einmal alle Hoffnung auf eine Besserung meines Zustandes verloren hatte. Jeder Patient schöpft neue Kräfte im Heilungsprozess, wenn es erste Zeichen der Besserung gibt – die sprichwörtlichen Stufen der Zuversicht auf dem Weg zurück in die Normalität des Lebens. Wie heißt es so treffend? Die Hoffnung stirbt zuletzt. Das gilt für jede Krankheit, und auch der Todgeweihte wird aus der Hoffnung noch letzte Kräfte schöpfen.

In der Depression stirbt die Hoffnung dagegen zuerst. Dieses langsame Absterben des Lebenselans macht den besonderen Schrecken der Krankheit Depression aus. Es ist ein unsichtbares Verbluten der Seele, ein oft mit dem Tod endender schleichender Prozess, den es ebenso mit allen Mitteln der »Intensivmedizin« zu stoppen gilt wie eine Blutung der inneren Organe. Der drastische Vergleich soll noch einmal deutlich machen, warum die Forderung nach einer Akutmedizin im Krankheitsfall Depression unverzichtbar ist – in der Diagnostik, der Behandlung und der Forschung gleichermaßen. Die Gesellschaft hat in Bezug auf die Depression eine Bringschuld. 11 000 Suizide jedes Jahr sind 11 000 Anklagen gegen den unhaltbaren Zustand im Umgang mit seelischen Erkrankungen. Wir müssen uns dem Rätsel Depression auf allen Ebenen stellen. Dazu gehört auch, dass sich alle therapeutischen Disziplinen einem Wirkungsnachweis unterziehen. Auch wenn die Depression eine oft hartnäckige und langwierige Krankheit ist, so dürfen wir uns mit diesem Erfahrungsstand nicht begnügen, sondern müssen endlich zu einer sachlichen, fachübergreifenden Zusammenarbeit aller Therapeuten und Ärzte kommen. So wie sich die Tumorkonferenz in der Krebsbehandlung bewährt hat – verschiedene Fachdisziplinen beraten über den besten Behandlungsweg für den Patienten –, so brauchen wir ein solches Instrumentarium auch für die Therapie der Depression. Solange einzelne Therapeuten mit aller Überzeugung sagen dürfen, ein Patient sei behandlungsresistent, sind wir in der Achtung der Depression erst am Anfang. Manchmal ist Sprache verletzender als eine Schusswaffe – daran sollten wir im Umgang mit kranken Menschen immer denken.

Todesphantasien – und was sie in der Depression bedeuten

Dieses Kapitel macht traurig und es fordert heraus. Wer die Tiefen der Depression erlebt hat, wird sich hier wiedererkennen und vielleicht ein wenig erleichtert fühlen: Ja, so erlebe ich mich auch, dieses nicht enden wollende Sehnen nach dem Tod kenne ich nur zu gut. Wer dagegen dem Gedanken und dem jedes Jahr tausendfach erschreckenden Martyrium der Selbsttötung ausweichen möchte, sollte diesen Text besser nicht lesen. Ich habe dafür Verständnis.

Dieses Kapitel ist ein wichtiger, aber natürlich nicht der einzige Schlüssel zum Verständnis der Depression. Für den Gedankenstrudel in der Depression, an dessen Ende nur zu oft die Konsequenz der Selbsttötung steht, gibt es keinen Vergleich und keine Parallele bei anderen Erkrankungen – er ist ein einzigartiges Phänomen, das jede Verharmlosung verbietet. Es wird höchste Zeit, dass sich unsere Gesellschaft nicht länger vor dem Leid dieser Krankheit verschließt, sondern vielmehr die Todessehnsucht eines depressiven Menschen als vielleicht letzten Hilferuf wahrnimmt, ihn gleichsam als »Tumormarker« der Seele versteht. So unbequem das auch sein mag, aber würden wir unseren Nachbarn sehenden Auges verbluten lassen? Mitgefühl ist das Wenigste, was der an Depressionen Leidende erwarten darf, versuchen wir doch ganz selbstverständlich in der Konfrontation mit anderen schweren Erkrankungen einen Weg der Anteilnahme und der Ermutigung zu finden. Zu wissen, ich habe Depressionen und werde trotzdem – so hilflos es auch manchmal aussieht – umsorgt, die Gesunden stehen mir bei, das ist ein wichtiger Schritt der Akzeptanz. Er ist lange, lange überfällig.

Ist tot sein vorstellbar? Jeder wird es schon einmal versucht haben, Gelegenheiten gibt es genug, über diesen Zustand nachzudenken: das tote Reh am Wegesrand, der überfahrene Vogel oder das liebevoll begrabene Haustier des eigenes Kindes, also der tägliche Tod in der Natur. Nachhaltiger und eindrücklicher ist natürlich der Tod eines Freundes oder der Tod in der Familie. Auch dieser Tod gehört zum Leben und wir lernen, auch mit diesem Tod umzugehen, ihn zu betrauern und zu verarbeiten. Obwohl wir theoretisch häufig mit dem Tod umgehen müssen – in jeder Lebensphase, indem wir jeden Tag in der Tageszeitung die schwarz umrandeten Todesanzeigen wahrnehmen, vielleicht sogar einen vertrauten Namen entdecken, die Gräber unserer Vorfahren auf dem Friedhof besuchen –, so bleibt der Tod doch gedanklich in großer Ferne, rätselhaft und nicht wirklich fassbar. So real er existiert, ist er durch längere Lebenserwartung und gesellschaftliche Rituale doch weitgehend aus dem alltäglichen Bewusstsein verdrängt.

Aber der Tod bedeutet auch Faszination: Menschen folgen anderen in den Tod – aus Sympathie verfallen sie dem Zwang zur Nachahmung, dem Werther-Effekt. Hier soll der selbst inszenierte Tod überhöht werden, ihm wird das Prädikat der innigen Gefolgschaft verliehen.

Es gibt den Tod von eigener Hand aus Scham nach einer vermeintlichen Lebensniederlage, es gibt ihn noch immer als Teil eines Spiels mit dem Namen russisches Roulette, also den übermütig einkalkulierten Tod, der aber natürlich nicht gewollt ist. Menschen nehmen sich das Leben in plötzlicher, panischer Hoffnungslosigkeit oder weil sie den nüchtern bilanzierenden Tod einem inhaltsleer gewordenen Leben vorziehen. Einsamkeit, Alter, Trauer und Schmerz können als so unerträglich empfunden werden, dass wir meinen, sie nicht mehr aushalten zu können. Es wird bei dieser gesellschaftlich so drängenden Frage gern zynisch vom Sterbetourismus gesprochen, anstatt Antworten zu suchen und Beispiele zu liefern, sich mit den bilanzierenden Todeswünschen so auseinanderzusetzen, dass wir uns nicht für den Tod im Ausland, sondern für das Festhalten am Leben hier entscheiden. Wer spürt, dass sein Dasein gewürdigt wird, dass er wichtig ist, so schlimm sein gesundheitlicher Zustand auch sein mag, wird am Diesseits festhalten wollen. Auch wenn der Extremsportler um sein Lebensrisiko weiß, mit dem Tod rechnet er nicht wirklich. Sonst würde er das Klettern in der Steilwand lassen. Hier trotzt vielmehr das Leben dem Tod – nicht immer geht es dabei gut aus.

Wir haben es in der westlichen Welt innerhalb der letzten zwei Generationen geschafft, unsere Lebenszeit um über 10, 15 Jahre zu verlängern. Forschung, medizinische Versorgung, Ernährung und der Rückgang der Unfälle am Arbeitsplatz und im Straßenverkehr zeigen einen eindeutigen statistischen Verlauf: Wir werden immer älter, aber wollen wir in jedem Fall auch wirklich länger leben, auch wenn es technisch möglich ist? Nein, wir wollen gesund sterben, auf dem Höhepunkt unserer Kräfte, ohne Schmerzen, ohne Leid – irgendwann, spät und dann einfach so. Das aber ist eine Illusion, die wir nur zu gern verdrängen.

Das Tot-sein-Wollen in der Depression hat eine ganz andere Dimension. Es ist ein langsames Ausbluten des Lebenselans, dem der Kranke nichts entgegenzusetzen weiß – nichts, trotz aller Anstrengung, trotz allen Abwägens, trotz aller Einsicht, dass wir zum Leben, nicht zum Sterben von eigener Hand in der Welt sind. Wenn Arthur Schopenhauer 1818 formuliert »Man sollte stets eingedenk sein, dass kein Mensch jemals sehr weit von dem Zustande ist, wo er willig zum Eisen oder Gift greift, um seinem Dasein ein Ende zu setzen …«, dann wusste er bereits im Alter von 30 Jahren um den Abgrund der Todessehnsucht als Ausdruck einer möglichen Lebensflucht. Aus der Formulierung aber spricht eher eine in der Melancholie gewonnene Einsicht als das Erkenntnis- und Erfahrungserleben in der Depression.

Der Lebens-, besser vielleicht der Gegenwartsflucht und der Konfrontation mit uns selbst und damit dem uneingeschränkten

Bekenntnis zu unserer Identität begegnen wir auch im Wunsch nach Überhöhung in der nicht mehr maßvollen Hingabe zum Alkohol und schlimmstenfalls in der Aufgabe des eigenen Bewusstseins im Drogenrausch – dem Tod auf Zeit. Die eher harmlose Variante ist die Flucht in den Schlaf, aber auch sie steht – ohne wirkliche Müdigkeit – für ein Verweigern des Lebens, für ein Nicht-Teilhaben, für ein Den-Tag-fliehen-Wollen. Allein dieses uns allen geläufige Fluchtbedürfnis – das unbedingte Ausschlafenwollen am Sonntag ohne wirkliches Schlafdefizit – zeigt, wie schmal der Grat zwischen der schopenhauerschen Beobachtung und dem Erscheinungsbild der Krankheit Depression ist. Es ist ein unsäglich unscharfes Bild, das uns immer wieder dazu verleitet, in der Depression eine uns allen nur zu bekannte schlechte Stimmung, einen gewissen Überdruss oder auch nur eine reaktive Missgestimmtheit zu sehen. Diese Mehrdeutigkeit ist das Problem der Depression in der allgemeinen Akzeptanz.

Wenn ich dafür kämpfe, die Depression als lebensgefährliche Erkrankung anzuerkennen, führe ich zwei Argumente ins Feld, die aufzeigen, dass die Todessehnsucht in der Depression ein gesundheitlicher Ausnahmezustand ist: Angenommen, jemand begibt sich in Selbsttötungsabsicht an einem eisigen Winterabend an ein mit dicken Eisschollen bedecktes Gewässer, um im Kälteschock in dicken Kleidern sofort in die Tiefe gezogen und später – um keine Spuren zu hinterlassen – von den Eisschollen zermalen zu werden. Wenn dieser Mensch plötzlich ein Kind weinend auf einer der Eisschollen entdeckt, wird er alles tun, um es zu retten. Es gibt viele Beispiele, in denen Personen, die unter schwersten Depressionen litten, in der Ausnahmesituation des Lebensretters mit großer Kraft und Entschlossenheit dem Instinkt des Lebens folgten und nicht der angebotenen Komplizenschaft des Todes. Als zweites Argument sei angeführt, dass sich jeder schwer depressiv Erkrankte ganz selbstverständlich einer lebensgefährlichen Situation – der brennende Bus, die verqualmte U-Bahn-Station oder ein Erdbeben – instinktiv durch Flucht zu entziehen versucht und gerade nicht die lebensbedrohende Situation als Fingerzeig des Schicksals empfindet, dem er nur zu gern folgt.

Über den Sinn des Todes lässt sich scharfsinnig argumentieren, und wer den zeitgenössischen Philosophen Volker Gerhardt liest, wird sich der tröstenden Logik des Phänomens Tod im Leben des Menschen nicht entziehen können. Hier liegen Intellektualität und Glaube im Todesverständnis sehr eng beieinander: Beide fordern die Akzeptanz, um der Angst vor dem Ende im Aufgeben der eigenen Existenz einen gnädigen Weg zu ebnen.

Es gibt Kulturen, in denen sich die Menschen am Ende des Lebens zum Sterben an den dafür vorgesehenen Ort zurückziehen. Sie wissen um den rechten Zeitpunkt und vertrauen sich dem Unaussprechlichen an. Ich gebe zu, so würde ich auch gern meine letzten Stunden erleben. Wir sehnen uns nach den Ritualen vermeintlich sehr viel verständigerer anderer Kulturen im Umgang mit dem Tod. Dabei hatten und haben auch wir seit Tausenden von Jahren ein Brauchtum in allen nur denkbaren Facetten, das uns vor der großen Einsamkeit und Hilflosigkeit im Angesicht des Todes schützen kann. Das zunehmende Verdrängen dieses so lästigen Todes und die Allmachtsphantasien der Gegenwart haben uns dieser Rituale der Sterbebegleitung weitgehend beraubt – es war ein schlechter Tausch, bei dem wir alle an Substanz verloren haben.

Machen wir uns nichts vor. Der Tod interessiert uns so lange nicht, bis wir ihm begegnen. Künstler haben für diese ungewünschte Konfrontation im Mittelalter den skelettierten, verhüllten Sensenmann als Bildmotiv erfunden, um das Abgeschnittenwerden vom Leben zu symbolisieren. Auch das Getreide wurde einst mit der Sense von identifizierbarer Hand geschnitten, aber das Geschnittene wird nach der Verarbeitung für den Menschen zur Lebensgrundlage. Wenn wir den Tod als notwendige Ernte und Seinsgrundlage der Folgegenerationen zu begreifen bereit sind, dann verliert der einzelne Halm vielleicht ein wenig von seiner ängstigenden Bedeutung und geht in Liebe zum Leben im Ganzen auf.

Als einzelner Mensch wollen wir uns natürlich nicht biografielos verstanden wissen, aber nüchtern betrachtet sind wir ebenso sterblich wie die Pflanze auf dem Feld. Aber anders als der Halm im Getreide können wir ein Leben, eine Biografie hinterlassen, Lebensspuren – nicht als Fußabdruck in irgendeiner Hall of Fame, sondern als beseelte Legende. Nur wer vergessen ist, ist tot. Die Geschichte belegt, dass so manch Vergessener vielleicht sogar gegen seinen Willen eines Tages im Übermaß wiederbelebt und zur eigentlich unverstandenen Kultfigur wurde.

Derartige Gedanken oder Perspektiven für das eigene Fortleben sind dem Depressionskranken fremd. In seiner von ihm selbst als unerträglich empfundenen Lebenshilflosigkeit wünscht er sich nichts stärker, als einfach nicht mehr da zu sein. Wenn die Selbsteinschätzung auf diesem destruktiven Niveau angekommen ist, verdrängt irgendwann der Todeswunsch die uns allen innewohnende Lebenssehnsucht. Der Todeswunsch in der Depression gleicht dem kritischen Befund in der Krebsdiagnose. In der Klinik wird in einem solchen Krankheitsfall eine interdisziplinäre Tumorkonferenz einberufen, in der die weiteren Behandlungsschritte im Sinne des Patienten abgestimmt werden. Von diesem Standard sind wir in der Depressionsbehandlung weit entfernt. Dabei ist gerade der Todeswunsch einem »Tumormarker der Seele« vergleichbar, der ein sofortiges Handeln aufseiten der Therapeuten erfordert. Die Realität aber ist, dass auch Patienten in diesem Krankheitsstadium häufig noch Wochen oder gar Monate auf eine Behandlung warten müssen. In dieser aufgezwungenen Wartezeit, in der das Leid und die Hilfsbedürftigkeit täglich zunehmen, um irgendwann in Hoffnungslosigkeit und Selbstisolation zu enden, chronifiziert sich die Depression vergleichbar dem ungehemmten Wachstum der todbringenden Krebszellen.

Wenn also das Nachdenken über das Phänomen Tod die intellektuell-philosophische Ebene verlässt und auch den Grat des melancholischen Sinnierens hinter sich gelassen hat und zum selbstzerstörerischen Strudel wird, bedarf der Betroffene dringend der sofortigen Hilfe – abwarten kann jetzt tödlich sein. Nur wer sich seinem Arzt oder Therapeuten in aller Ehrlichkeit und Deutlichkeit öffnet, ermöglicht ihm eine schnelle und wirksame Behandlung. Wer in einer solchen Situation meint, allein mit den sogenannten weichen Behandlungsverfahren – nur Homöopathie, nur Gesprächstherapie im Wochenabstand – eine schnelle Besserung seines Zustandes zu erreichen, der irrt und kann im schlimmsten Fall den Wettlauf zwischen Todeswunsch und Lebenssehnsucht verlieren. Wenn der Todeswunsch übermächtig zu werden droht, sollte der Betroffene die Verantwortung für sich anderen überlassen – nicht den Angehörigen allein, sondern erfahrenen Psychiatern. Alles andere ist unverantwortlich: Jede Selbsttötung erfolgt verfrüht. Das kann jeder, der einmal selbst am Abgrund der Lebensaufgabe stand und die Depression überwunden hat, bestätigen. Wir sind zum Leben in der Welt, und dass wir über dieses Leben auch selbst verfügen können, macht die Verantwortung, aber auch die intellektuelle Freiheit des Menschen aus. Das Leben ist eine Option. Ob wir in ihm aufgehen oder es zerstören wollen, haben wir selbst in der Hand. Dass wir als Menschen diese Wahlmöglichkeit haben – auch jenseits aller Moralvorstellungen –, macht für mich das Leben zu dem, was es in erster Linie sein will: ein kostbares, aber auch ein äußerst zerbrechliches Geschenk.

Todessehnsucht –
Innensicht und Verständnis

So einzigartig unser Leben ist, so einzigartig sind auch die Vorstellungen, Phantasien und Ängste, denen wir im Angesicht des Todeswunsches in der Depression begegnen. Auch sind diese Phantasien des Einzelnen nicht starr oder gleichförmig plakativ. Nein, sie sind schillernd und bizarr in ihrem riesigen kreativen Spektrum. Die Spanne reicht von tröstender Faszination und Erlösung bis zu unerträglich zermürbender Angst – vor dem realen Tod, dem nicht mehr Dazugehören-Sollen und der eisigen Starre der Einsamkeit.

Am Anfang der Todessehnsucht steht ganz tief empfunden einzig und allein die Aussicht auf Erlösung: Dann muss ich nicht mehr leiden, dann quält mich nicht länger diese furchtbare Angst und die Aussichtslosigkeit hat ein Ende. Dieses Stadium der eigenen Todesvorstellung hat etwas Faszinierendes: endlich wieder Zukunft, endlich ist die so lange bedachte Lösung da, jetzt habe ich sie, bildlich klar und endgültig. Von einer Sekunde auf die nächste kann alles vorbei sein. Der Entschluss scheint so leicht und ist so überzeugend, habe ich doch in dieser Welt ohnehin nichts mehr zu verlieren. Und diesem Zustand, der mit Leben so wenig zu tun hat, kann ich schon lange nichts mehr abgewinnen.

Wie schreibt einer das scheinbar so leicht dahin?

Das sind meine Erinnerungen an genau die Tage, an denen ich nicht mehr konnte und nicht mehr wollte. Ich hatte mit dem Leben abgeschlossen und fühlte mich befreit – ja, ich konnte und ich wollte gehen.

Die Selbsttötung erfolgt in der Depression nicht spontan. Ihr geht ein langer, nagender Prozess voraus, der sich immer wieder quälend um das Wie dreht. Damit ist zuerst einmal nicht der Akt des Tötens gemeint, also die anzuwendende Methode, sondern das, was der eigene Tod bewirkt. Soll er eine Botschaft hinterlassen, soll es eine Botschaft an jemanden ganz Bestimmtes sein, geht es noch um Rücksichtnahme bei diesen Überlegungen oder nur noch um mich selbst? Bin ich überhaupt frei in dieser Entscheidung? Manchmal kann man diese Gedanken als lästig beiseiteschieben, aber sie holen einen immer wieder ein. Es ist nicht leicht, aus dem Leben zu gehen, es hält uns fest, stellt uns auf die Probe und fordert uns heraus – ein letztes Mal? Wer am Abgrund seines Lebens steht, hat einiges zu bedenken. Wir können uns nicht einfach davonmachen, auch wenn es so aussehen mag. Todesart und Botschaft gehören zusammen, sie sind nicht voneinander zu trennen. Nicht das Schicksal bringt uns den Tod, sondern wir wollen selber Schicksal sein. Aber diese Kompetenz wird uns im Angesicht des Todes nicht zugestanden. Unser Intellekt verbietet uns die Schicksalsversion, er konfrontiert uns vielmehr mit uns selbst, mit unserer Verantwortung, er will Rechenschaft haben über unser geplantes Vorhaben und fordert es immer wieder ein. Wir müssen das Nein zum Leben ernst meinen, sonst lässt es uns nicht los.

Und was ist mit unseren religiösen Wurzeln: Sind wir einem Glauben verpflichtet, der uns das Recht auf Selbsttötung abspricht? Sollen wir auch jetzt noch gehorchen – in dieser letzten Phase unseres Lebens? Wer in der Depression sterben will, kann sich diesen Gedanken nicht entziehen, aber er spürt, dass es jetzt nur noch um ihn selbst geht. Verantwortung wem gegenüber? Wer zeigt denn in diesen Stunden des Gehenwollens Verantwortung ihm gegenüber, wer will ihn wirklich halten, ihm beistehen, für ihn da sein? Wer überhaupt will ihn in seinem verzweifelten Schmerz verstehen? Beim Sterben will uns niemand helfen. Noch nicht einmal über das Sterbenwollen als Option dürfen wir sprechen. Jedes Thema ist diskussionswürdig, so absurd es auch sein mag – der Tod von eigener Hand aber ist und bleibt tabu, obwohl wir doch alle irgendwann immer einmal über den Tod nachdenken, ja nachdenken müssen, wenn ein Angehöriger stirbt oder wir in den Nachrichten von den vielen Opfern einer Naturkatastrophe hören.

Ich hätte damals gern mit meinen Freunden und den Eltern über meinen Todeswunsch gesprochen, nein, nicht nur gesprochen, ich wollte das Für und Wider diskutieren und hätte mich nur zu gern auf ein kluges Wider eingelassen. Aber es hätte überzeugend sein müssen, meine Nächsten hätten sich Mühe geben müssen, hätten meine Argumente für das Sterbenwollen widerlegen müssen. Wie viel Zeit vergeuden wir jeden Tag – ich nehme mich nicht aus. Aber für eine Diskussion über den Todeswunsch eines Freundes hätte ich heute jede Zeit der Welt. Zu gern würde ich mit ihm bis zur Erschöpfung reden wollen, weil der eigene Tod immer ein Thema ist, über das sich in seiner Beantwortungslosigkeit endlos lange und höchst feinsinnig sprechen lässt, ohne dass es einen Sieger und einen Verlierer geben muss. Den Tod intellektuell zu fassen, das hat mich damals gereizt und es interessiert mich bis heute. Vielleicht hätte ich ihn dann besser auf Distanz halten können.

Warum schreibe ich so ausführlich über die Todessehnsucht in der Depression? Weil der Wunsch nach Erlösung für viele Kranke die letzte Lebensphase bestimmt. Wenn sich die Schlinge der Todesphantasien langsam, aber schon merklich zusammenzieht, gibt es oft kein Zurück mehr. Gedanklich ist alles abgeschlossen, der Abschiedsbrief im Kopf längst formuliert, aber oft dann doch nicht geschrieben. So folgerichtig sich dieser Prozess darstellt, so wenig ist er es. Noch einmal – nein, immer wieder – stößt der Todessehnsüchtige an die Grenzen seiner Möglichkeiten.

Wie bringt man sich selber um?

Auf den ersten Blick erscheint die Antwort ganz einfach: erschießen, vergiften, vom Hochhaus stürzen, ertrinken oder erhängen. Mit dem Auto gegen einen Brückenpfeiler fahren. Wer sich gedanklich nur einen einzigen Moment auf eine dieser Todesarten einlässt, wird feststellen, wie gewaltsam und grausam jede der genannten Vorgehensweisen ist. Einige sind noch nicht einmal sicher.

In der Depression wünscht sich der Kranke nichts mehr als Geborgenheit. Er bleibt morgens so lange wie möglich im warmen Bett, um ein wenig Trost unter der schützenden Decke zu finden. Aber auch dort holt ihn die Todessehnsucht ein – er kann nicht mehr und das warme Bett bekommt plötzlich etwas Mahnendes, es ruft immer wieder: Entscheide dich! Entscheide das Wie!

Ich habe damals, als ich am Abgrund stand, alle Möglichkeiten durchgespielt und sie schienen mir alle so entwürdigend: Nach dem Grauen der Depression dürfe nicht doch auch noch das Grauen an die Gedanken der Todesart folgen. Warum, warum gibt es keinen schmerzfreien Weg dorthin, wohin es mich zieht? War nicht das Leid der Depression schon furchtbar genug, dieses Sterben auf Raten?

Am Ende all dieser Überlegungen stand ich auf dem Fluchtbalkon des Krankenhauses, in dem mein Therapeut arbeitete. Fluchtbalkon! Ja, ich wollte aus der Unerträglichkeit des Lebens fliehen, ich konnte noch nicht einmal mich mehr ertragen.

Wer in der tiefen Depression aus dem Leben gehen will, ist das Opfer seiner Krankheit. Er taumelt zwischen Leben und Tod. Und wenn er den letzten Schritt geht? Darf man das dann nur kalt und vermeintlich unmissverständlich Suizid nennen? Mit diesem so distanzierten Begriff versuchen wir uns der kalten Realität des Todes zu entziehen, das Wort Suizid bleibt im Technischen stecken, entbehrt jeden Gefühls und jeder Empathie – es ist nicht mehr als ein Verständigungscode unter Eingeweihten. Schon der Sprachklang ist metallisch und lenkt ab vom Wesentlichen: dem Tod. Es ist nicht der Tod am Lebensende, im Alter, es ist nicht der Tod durch plötzliches Organversagen oder bei einem Unfall. Es ist der Tod durch eigene Hand.

Der Tod durch Suizid hat zwei Gesichter. Ich verabscheue den Begriff Selbstmord, wenn von einem Menschen gesprochen wird, der sich in der Depression das Leben genommen hat. Nein, ein Mord war das nicht. Aber was ist mit dem Straftäter, der viele Verbrechen begangen und Menschen umgebracht hat und – gestellt – sich selbst tötet? Richtet er sich damit? Nein, er mordet sein Selbst, er begeht Selbstmord, weil er sich dem Richter und der Verantwortung für sein Tun entzieht. Er tötet sich wie seine Opfer aus niederen Beweggründen – Tatbestand Mord.

Der Tod des Depressiven durch eigene Hand hat nur ein Motiv: Erlösung. Erlösung von diesem schmerzlosen Schmerz, der die Seele zerfrisst wie der Krebs das gesunde Gewebe bei unerträglichem körperlichen Schmerz. In beiden Fällen versagen am Ende oft die Schmerzmittel. Damit unterscheidet sich die Depression, der Krebs der Seele, nicht vom Grauen einer irgendwann unheilbaren Krankheit mit dem Namen Krebs, bei deren Ende wir von Erlösung durch den Tod sprechen.

Diese entkörpernde Erlösung im unerträglichen Leid gibt es in der Depression nicht. Aushalten dieses Leben, das keines ist, aushalten? Aushalten, durchstehen, wenn es schon seit Monaten und Jahren keine Hoffnung mehr gibt? Wer das fordert, macht es sich im Umgang mit dem Kranken zu leicht. Aber meiden wir nicht auch nur zu gern den Freund, der so hoffnungslos krank in der Klinik liegt? Jeder Besuch kostet Überwindung, jede Ausrede, jeder vermeintlich wichtige Anlass, den Besuch zu verschieben, ist willkommen. Aber verweigern wir die Anteilnahme, quält uns irgendwann das Gewissen. Natürlich dürfen wir den Freund in diesen Stunden nicht alleinlassen. Solche unter die Haut gehenden Begegnungen strengen an, weil wir uns erklären müssen. Wir müssen Stellung beziehen und wirklich da sein wollen. Wer Trost spenden will, muss sich verschenken wollen. Für einen Schwerkranken oder Sterbenden kann ein solcher Freundschaftsbeweis sehr tröstlich sein und der Tröstende wird am Ende selbst spüren, wie wichtig seine Gegenwart war – so schmerzlich eine solche letzte Begegnung auch sein mag.

Meine Mutter ist zehn Minuten nach meinem letzten Besuch bei ihr am Krankenbett verstorben. Als ich das Zimmer verließ, deutete nichts auf ihr nahes Ende hin. Ein schwaches Winken begleitete mich hinaus. Manchmal ist der Tod bereit zu warten, manchmal verschließt er sich all unseren Bitten. Ich werde dieses letzte Winken nie vergessen, es war kein »Bleib doch« oder gar »Jetzt gehst du besser«, nein, es war die Geste eines friedvollen Abschieds, so, wie man sie am Zug dem Freund schenkt, von dem man weiß, dass man ihn vielleicht erst in einem Jahr wiedersehen wird: traurig und gleichzeitig erwartungsvoll.

Unsere Seele beruhigen oder gar retten, Träume vermeiden, die uns nachts aufschrecken und nie mehr loslassen, können wir wohl nur durch gelebte Empathie. Geben ist die Arbeit am Selbst, an der wir wachsen können. Wer aus dem Leben geht, wird dieses geheimnisvolle Glück nicht erleben – und wie gern würde der an Depressionen Leidende an sich arbeiten, fast um jeden Preis. Wenn er doch nur wieder ein wenig Hoffnung hätte.

Ich habe die Depression überwunden, seit vielen Jahren fühle ich mich von der Krankheit und ihrer Last befreit. Ich habe auch nie wieder – seit 20 Jahren – von den Schrecken der Depression geträumt. Die Narbe der Depression ist verheilt. Ob es den Narbenbruch der Seele gibt? Ich weiß es nicht. Ich weiß nur eines als Lebenserfahrung nach vielen, vielen Jahren Depression: Die Selbsttötung ist ein sehr einsamer Akt im Leben.

Mit dem biologischen Tod müssen wir im Wortsinne leben – er holt uns irgendwann alle ein, er ist gegenwärtig. Diesem Tod der anderen können wir mit Trauer und Mitgefühl begegnen. Ist es nicht beruhigend und tröstlich, dass wir ein Begräbnis begleiten und mit uns und dem zu Grabe Getragenen im Reinen sind, an ihn denken und ihn im Herzen bewahren wollen? Für den Tod, der dem Leben entspricht, haben wir die Antwort nach der Grablegung im Leichenschmaus. Ich mag diese Wortehrlichkeit, weil sie den Toten würdigt, uns Gelegenheit gibt, ihn im Gedenken in vertrauter Runde noch einmal aufleben zu lassen, ehe jeder dann seinen eigenen Weg finden muss, mit dem Verlust umzugehen. Die Aufbahrung im Sterbehaus, in der Klinik oder in der Kapelle sind Rituale, die uns ganz bildlich und – hier passt das Wort einmal – leibhaftig mit dem Tod im Leben konfrontieren, aber auch beruhigend Gelegenheit geben, uns in würdiger Form von einem Verstorbenen zu verabschieden. Wir können ihn so noch ein letztes Mal in seiner physischen Gegenwart erleben, um ihn dann der Transzendenz zu übergeben, in der wir ihm nur noch in unserer Erinnerung und in der Phantasie begegnen, in der wir nur noch gedacht Zwiesprache halten können.

All diese Rituale, die den Umgang mit dem Tod zu erleichtern versuchen, sind dem versperrt, der seinem Leben selbst ein Ende setzt. Auch das weiß er, auch hier im Tod ist er noch ausgegrenzt und allein – und wieder ist es die eisige Vorstellung der Hoffnungslosigkeit: Wenn an mich gedacht wird, dann im Vorwurf, schamhaft und hinter vorgehaltener Hand, als wäre die Selbsttötung in der Depression ein Verbrechen, von dessen Täterschaft wir uns zu distanzieren versuchen. Der Depressive fühlt sich auch im nahen Tod noch ausgestoßen – mit dem Lachen einer glücklichen Erinnerung wird nie an ihn gedacht werden.

Ich habe vor vielen Jahren einen Freund verloren, der seine Tötungsabsicht vor uns allen verborgen hat. Sein Auto fand man nach einer Vermisstenanzeige der Familie fernab eines Flusses, der nur noch von Eisbrechern freigehalten wurde. Riesige Eisschollen schoben sich langsam in Richtung Nordsee. Er muss in diesen eisigen Fluss gestiegen sein, um dort zu ertrinken. Die Eisschollen sollten ihn mit in die Nordsee nehmen, ohne dass er, von den ungeheuren Kräften der riesigen Eisplatten zermahlen, eine körperliche Spur hinterlässt. Es gab keinen Abschiedsbrief, nichts. Er hatte nur noch Erlösung gesucht.

Hätte er uns seine Qualen offenbart, hätte vielleicht wenigstens einer helfen und ihn von seinem Vorhaben abbringen können. Seine Familie und seine Freunde haben diesen schrecklichen Tod nie verwunden. Manchmal denke ich an ihn und hätte mir gewünscht, ihm beistehen zu können. Aber damals war ich nicht viel älter als er und selbst noch ohne jede Erfahrung im Umgang mit der Depression. Ich habe eine große Achtung vor diesem Menschen, weil er uns nichts von seinem Leid aufbürden wollte, er wollte einfach gehen, ohne eine Spur zu hinterlassen – allein, krank und ohne jede Hoffnung. Ich respektiere diese Entscheidung, weil ich weiß, welchen ungeheuren Mutes es bedarf, diesen letzten Weg zu gehen, so allein und in dem Wissen, dass jetzt auch andere leiden und vielleicht nie wieder unbeschwert werden leben können. Auch wer alle Spuren seiner Gegenwart verwischen will, hinterlässt sie ungewollt – aber er kann nicht anders, als eine Nachricht zu hinterlassen, die den Nächsten zumindest die Last der Schuld abnimmt. Und dennoch macht mich die vermeidbare Nutzlosigkeit der Selbsttötung immer wieder traurig.

Ich hatte diesen Mut des letzten Schrittes nicht. Mein Glück war eine ausgestreckte Hand – wenigstens eine –, die mich zurück ans Land des Lebens gezogen hat – die meines Arztes.

Über das Phänomen Depression zu schreiben, birgt immer die Gefahr, all denen, die die Depression verharmlosen wollen, in die Hände zu spielen. Ja, wenn ein Arzt schon mit ein wenig Empathie seinen Patienten von der Selbsttötung abhalten kann – und der steht am Abgrund des Fluchtbalkons eines Hochhauses! –, dann kann das keine Krankheit sein, sondern ein allzu verwöhnter Umgang des sogenannten Patienten mit seinem Leben. Weit gefehlt. Aber genau diese Haltung der Nichtachtung, der Nichtwertschätzung der Depression und die geringe Aufmerksamkeit und Akzeptanz, die ihr entgegengebracht werden, verbittert all die, die der Krankheit ausgesetzt waren oder sind.

Was wünsche ich mir, was wünsche ich den Kranken, was den Angehörigen, den Ärzten und Therapeuten, was uns allen als

Gesellschaft? Nicht mehr, aber auch nicht weniger als dasselbe Verständnis, dasselbe Mitgefühl in der Depression wie für jede andere schwere Erkrankung auch.

Wenn wir den auf den Tod Erkrankten – Krebs, Verkehrsunfall, unheilbare Infektion, den hochbetagten Angehörigen – in der Klinik besuchen, dann zeigen wir Empathie, Anteilnahme und vielleicht sogar Liebe für diesen kranken Menschen, dem nicht mehr viel Zeit bleibt. Oft wissen wir auch nicht, was eine solche letzte Begegnung für den Todgeweihten bedeutet. Aber wenn es das Sterben erleichtert, wenn es ein ehrliches Begleiten und Abschiednehmen gibt, dann bekommt der Tod auch seine Berechtigung – er ist im Konzept des Lebens schließlich vorgesehen.

Ich wünsche mir, dass wir dem Seelenkrebs Depression mit denselben Maßstäben begegnen wie allen anderen schweren Erkrankungen. Ich weiß, wie schwierig es ist, diese Haltung zu verinnerlichen, welche Vorbehalte und Ängste es gibt, den, der gehen will, zu halten.

Gibt es ein Rezept, sich zu verlieben? Nein. Und es gibt auch kein Rezept im Umgang mit einem nahen Menschen, der nicht mehr leben möchte. Offenheit, Interesse, Hingabe und die Liebe zum Leben sind das einzige, wenn auch – zugegeben! – dünne Eis, auf das wir die Angebetete ebenso wie den Kranken führen müssen. Aber lohnt in beiden Fällen nicht jeder nur mögliche Schritt, jede Geste, jeder Blick, jedes Signal der Zuwendung? In der Liebe wollen wir einen Menschen für uns gewinnen, für ein geteiltes Leben. Dieses Geschenk können wir einem Kranken nicht machen, aber wir können ihm mit unserer Zuwendung Hoffnung, im besten Falle sogar Lebensfreude vermitteln. Oft ist dies genau das Signal, auf das der andere wartet: Du bist wichtig, du wirst gebraucht, du kannst der Welt etwas geben – bleib und werd gesund!

Wie sehr wünsche ich mir, dass es für die erfolgreiche Behandlung der Depression das Pendant einer Chemo- oder einer

Strahlentherapie gäbe. Wenn diese Begriffe fallen, sind wir alle sofort von der Schwere der Erkrankung des Betroffenen überzeugt. Irgendwann wird es den Krebsmarker der Seele – Depression – geben. Dann gibt es endlich den Gleichstand in der Akzeptanz. Aber darauf dürfen wir nicht warten, auch wenn es keinen beweisbaren Laborwert gibt – der Schweregrad der Krankheit ist schon lange weltweit in der Fachwelt anerkannt, die Appelle für die Akzeptanz aber verhallen in der Öffentlichkeit noch viel zu oft. Das bekommen die Kranken jeden Tag schmerzhaft zu spüren.

Wer von der Depression genesen ist, verfügt irgendwann wieder über die prall gefüllten Batterien des Lebens und der eigenen, der ganz einmaligen biografischen Kompetenz. Diesem Kosmos gilt es mit neugieriger Erwartung zu begegnen – aber gilt das nicht für alle Menschen, die nach einer schweren Krankheit genesen? Und gerade dann, zurück im Leben, dazu in der Lage sind, Großartiges zu leisten? Mich haben diese vitalen Biografien, die schon zu Ende gedacht waren, immer am meisten beeindruckt.

Todessehnsucht? Todessehnsucht ist immer eine unbedingte Lebenssehnsucht, die den Weg nicht mehr weiß, den Weg zurück ins Leben. Auch der Krebs will uns nicht zeigen, was gegen seinen todbringenden Verlauf zu tun ist. Er versteckt sich, täuscht uns. Aber wir sind ihm in seiner todbringenden Gegnerschaft auf der Spur. Nichts anderes sollten wir tun, wenn wir jeden Einzelnen in seinem Leid ernst nehmen – auch in der Depression.

Manchmal denke ich, dass uns die Schöpfung – was immer das sein mag – zu höchster Kreativität herausfordern will. Wir haben den Schrecken der Pest abwenden können, die Cholera, die Diagnose Aids heißt nicht mehr das baldige Ende. Auch die Depression wird eine Behandlung erfahren, die wieder Lebensnormalität bringen wird. Jedwede Spekulation, ob die Depression gleichsam hausgemacht ist, ob sie eine Stoffwechselkrankheit ist, was sie begünstigt oder verhindert, führt ins Nichts. Wir wissen es nicht. Wir müssen akzeptieren – so schwer es manchem fällt –, dass diese Krankheit bis heute ein ungelöstes Rätsel ist.

Als man die Übertragungswege der Pest im Mittelalter als Infektionskrankheit erahnte, hieß es als gleichsam wissenschaftlich abgesicherte Botschaft: Geht nicht in große Versammlungen, geht nicht in die Kirche zu den Gleichgesinnten und den Verzweifelten, nein, schließt euch ab, bleibt in euren vier Wänden, um niemanden anzustecken oder angesteckt zu werden. Wir feiern heute in Venedig den Karneval mit den überwundenen Insignien einer todbringenden Zeit, den kunstvoll geformten und bemalten Pestmasken – die übergestülpte lange Nase des Arztes als Bollwerk gegen die tödlichen Keime. Fänden wir doch irgendwann auch eine heiter zur Schau gestellte Maske als Sinnbild einer schon lange überwundenen, ebenso tödlichen Krankheit, der Depression.

In der Depression gibt es keine Ansteckung. Aber in der Entschlüsselung gleicht sie dem Phänomen der Pest. Die Wissenschaft hat die Pest überwunden, sie wird auch die Depression überwinden. Ist es nicht zumindest beruhigend, dass die Depression zwar ein Geheimnis ist, dass wir diesem aber im Wunsch, sie zu entschlüsseln, vollkommen gefahrlos begegnen können?

Die Depression ist eine faszinierende Krankheit. Warum? Ich weiß keine schlüssige Antwort, aber ich ahne, dass wir nicht nur irgendwann das Leid in der Krankheit Depression überwinden können, sondern auch eine Antwort auf ihre Entstehung finden werden. Die Lösung wird vermutlich alle überraschen, weil es auf den ersten Blick so erscheint, als seien die Grenzen zwischen wirklicher Krankheit und einer eingeschränkten Befindlichkeit fließend. Sie sind es nicht. Die Abgrenzung ist eindeutig möglich, auch wenn uns die Depression manchmal in einem so vertrauten Angesicht daherkommt. Mir erscheinen Menschen, die unter Depressionen leiden, immer wie im Zustand einer partiellen Betäubung, der Betäubung der Seele. Wir wissen, dass wir den Zustand dieser seelischen Betäubung durch Schlafentzug oder auch durch spontanes Lachen außer Kraft setzen können – leider immer nur für eine kurze Zeit. Das Faszinierende der Depression ist also ihre noch nicht zu entschlüsselnde Komplexität im Gewand einer scheinbaren Normalität.

Nehmen wir die Depression endlich ernst, trotz ihres oft so harmlos schillernden Erscheinungsbildes: Mit Todesphantasien will niemand Aufmerksamkeit erreichen, das Einzige, was der Depressionskranke will, heißt leben! So wie jeder von uns leben, gesund und glücklich sein will.

Die Gesundheitspolitik aber hat sich gerade gegen diesen so selbstverständlichen Lebenswunsch all der Menschen entschieden, die an Depressionen leiden. 50 Euro erhält ein Psychiater oder Psychotherapeut je Kassenpatient pro Quartal. Die Botschaft ist eindeutig: Wir nehmen die Krankheit Depression ebenso wenig ernst wie einen leichten Schnupfen. Eine ernst zu nehmende, lebensnotwendige Behandlung wird gleichsam aus dem Leistungskatalog gestrichen, für und gegen seine schlechte Laune hat der »Patient« halt selbst aufzukommen. Diese Haltung ist nicht nur zynisch und menschenverachtend, sie grenzt vielmehr auch an den Tatbestand der unterlassenen Hilfeleistung – und die ist strafbar. Aber wo kein Kläger das Wort erhebt, wird auch kein Richter Recht sprechen. Zum Klagen – ja selbst zum Weinen – fehlt dem Kranken die Kraft. Diesen Zustand auszunutzen ist ein Skandal, für den es Schuldige gibt, die ihre Verantwortung wider besseres Wissen zulasten der an Depressionen Leidenden missbrauchen.

Wenn Kreativität
zur Selbstzerstörung führt

Mit seiner Theorie eines erweiterten Kunstbegriffs gegen Ende der 70er-Jahre des vorigen Jahrhunderts – also vor gerade einmal einer Generation –, dass jeder Mensch ein Künstler und der eigene kreative Beitrag zur Entwicklung einer besseren Gesellschaft unverzichtbar sei, hat Joseph Beuys seismografisch ein neues Selbstverständnis jedes Einzelnen gefordert. Er wollte aus dem Dienenden den Denkenden, aus dem Gehorsamen den Ungehorsamen machen – Partizipation war das Credo seiner Zeit. Mir war damals als Student die Forderung nach allgemeiner Partizipation suspekt: Alle reden über alles, alle wollen über alles mitentscheiden, alle sollen Künstler sein. Wie soll das gehen? Wo bleibt bei diesem omnipotenten Menschenbild die ganz individuelle Könnerschaft, die Kompetenz? Was bedeutet es, wenn sich die Grenzen des Einzelnen auflösen und das Genialische zum geforderten Normalfall wird? Ist ein solches Menschenbild überhaupt vorstellbar und ist es wünschenswert?

Ich gebe zu, dass ich Joseph Beuys als Künstler nie besonders gemocht habe und seine permanente, überhebliche Selbstinszenierung immer als etwas verlogen empfand – alle dürfen Künstler sein, wenn ich, Beuys, als Oberkünstler unangefochten bleibe. Er liebte den Abstand seiner Einzigartigkeit – wie so viele damals, die die Demokratie auf den Lippen, aber Totalitarismus im Herzen hatten. Es war der Beginn einer großen gesellschaftlichen Erschütterung, die die Korsettstangen der Konvention gegen die Mikadostäbe des »Alles ist möglich« tauschen wollte.

Meine Einschätzung zu Beuys als Künstler ist noch immer zwiespältig, aber ich erkenne heute in seinem engagierten Wirken eine Seite in ihm, die mich fasziniert: die Seherkunst oder das seismografische Ahnen einer zukünftigen, aber noch vollständig konturlosen Entwicklung. Etwas, das damals noch nicht einmal als Utopie denkbar war, ist heute, nach nur einer Generation, Realität: die Forderung der Omnipotenz an jeden Einzelnen von uns.

Schlagworte wie Überforderung, Dauerstress und globale Bedrohungsvisionen sind wenig hilfreich für uns als Individuen, weil sie Hoffnungs- und Ausweglosigkeit bedeuten. Wer uns mit diesen Schlagworten konfrontiert, kokettiert mit der Angst. Als hochmütige intellektuelle Spielereien aber sind sie nur allzu durchsichtig. Die Evolution kann sich nicht selbst überholen, aber natürlich fordert sie uns heraus. Wir müssen uns den permanenten Untergangsszenarien ebenso stellen, wie wir das Leben genießen sollen – wir sind nicht zum Leiden in der Welt, auch wenn das Leiden zum Leben dazugehört, in welcher Lebensspanne auch immer. Verschont werden wir nicht. Goethe hat diese Menschheitserfahrung in Versform so zusammengefasst: »Alles geben die Götter, die Unendlichen, ihren Lieblingen ganz, alle Freuden, die unendlichen, alle Schmerzen, die unendlichen, ganz.« Mich beruhigen diese Verse immer wieder aufs Neue. Oft zieren sie Todesanzeigen, um auszudrücken, dass der Verstorbene alle, aber auch wirklich alle Facetten des Lebens nicht nur erlebt, sondern auch die besonderen Herausforderungen im Schmerz und im Leid bestanden hat: ertragenes Leid als charakterliche Nobilitierung eines erfüllten Lebens.

Im Gespräch mit Malern und Autoren bin ich immer wieder beruhigt, dass es nicht nur Superlative, positive wie negative, Extreme und Ausnahmeerscheinungen gibt, sondern auch so konstante Aspekte wie die Normalität in der Kreativität – seit Jahrtausenden. Der Autor hat noch immer angstvollen Respekt vor dem ersten Satz auf der noch leeren Seite, der Künstler vor dem ersten Strich auf dem Blatt Papier ebenso wie der Bildhauer vor der Realisierung der bisher nur im Kopf vorhandenen Figur.

Warum der lange Vorspann? Weil das Phänomen der Kreativität janusköpfig ist. Wir sind fasziniert von den Ergebnissen, denen wir jeden Tag in den Medien ausgesetzt sind. Wir besuchen Ausstellungen, hören Musik und lesen, weil uns die Kreativität der Künstler auf den vielen Gebieten und in den unendlichen Facetten ihres Tuns fasziniert – so lange gewisse Grenzen nicht überschritten werden: die unserer Lebensfähigkeit. Viele Künstler sind an ihrer eigenen Selbsteinschätzung zerbrochen, haben mit ihrer zu geringen Kreativität gehadert, andere haben ganz besondere Mechanismen entwickelt, um die eigene Arbeit zu befördern: Schiller brauchte den Geruch fauler Äpfel, um sich zu stimulieren, Maler haben ihre Leinwand fleckig grundiert, um ihr die abschreckende Unversehrtheit zu nehmen, Autoren beginnen den Tag mit Korrespondenz als geistige Fingerübung, ehe sie sich an den eigentlichen Text machen, der einmal ein Buch werden soll. Die einen lieben die frühen Morgenstunden, weil sie dann die besten Einfälle haben, andere den späten Vormittag und wieder andere können nur nachts kreativ sein, wenn alle akustischen Reize zu verstummen beginnen und die Nacht die störenden Konturen verschlingt. Penible Ordnung am Arbeitsplatz oder gekonntes Chaos sind für den Künstler ebenso unverzichtbar, wie es für den einen viel Licht, für den anderen das schummrige Ambiente ist. Freud war süchtig nach Zigarren, Bukowski konnte nur im Suff schreiben – die Liste der Stimulanzien unter den Kreativen ist lang und ihre Ingredienzien sind nicht immer ungefährlich. Aber all diese Bemühungen verfolgen ein unbedingtes Ziel: Am Ende aller kreativen Arbeit soll das fertige Werk stehen, oder zumindest seine Kontur. Der Künstler will die Vollendung seines Themas, will ihm Gestalt verleihen. Natürlich gelingt das nicht immer zur vollen Zufriedenheit, aber den wahren Künstler spornt gerade diese Dualität zwischen »gelungen« und »unfertig« immer wieder von Neuem an.

Was aber geschieht, wenn uns in der Depression die Kreativität der Selbstzerstörung erfasst? Zuerst möchte ich die Bedeutung dieser so kontraproduktiven Kreativität benennen. Nicht das Schöpferische der Ideen steht im Mittelpunkt – das zukünftige Werk –, sondern das Vernichten der eigenen Person. Immer wieder haben Künstler Teile ihre Arbeit vernichtet, Briefe und Manuskripte verbrannt, Leinwände zerschnitten und Tonmodelle zertrümmert, weil sie nicht mehr den eigenen Qualitätsvorstellungen entsprachen. Es sind dies Akte der Reinigung, um das eigene Werk besser zu konturieren, das Misslungene soll verborgen werden, man will sich als Künstler nicht mehr mit dieser Schaffensphase identifizieren. Diese Art von Vernichtung hat nichts mit der Krankheit Depression zu tun, sie ist vielmehr ein bewusster, manchmal auch vorschneller Akt, den so manche Künstler – und vor allem die Erben und Kunsthändler – später manchmal auch bedauern.

Warum also das Destruktive, das Selbstzerstörerische in der Depression? Ich vergleiche das Leben gern mit einem Kunstwerk. Wir betrachten und akzeptieren uns, und wenn nicht, versuchen wir uns zu verbessern: im Äußeren durch einen neuen Haarschnitt, durch Fitnesstraining oder einen ganz neuen Stil in unserer Kleidung. Das Gleiche versuchen wir intellektuell: Wir verstehen uns als Designprodukt unserer biografischen Wünsche – mancher erreicht sein Ziel, andere nicht, aber unsere Selbstoptimierung liegt uns sehr am Herzen, sie erfolgt instinktiv, jeden Tag bis ans Ende unserer Tage – wir sprechen dann von der Würde des Alters. Natürlich bieten wir in diesem Prozess Angriffsflächen, erzeugen Neid, oder unsere Mitwelt spöttelt über unsere lächerlichen Anstrengungen. Je nach Vitalität und Persönlichkeitsvolumen gehen wir mit diesen täglichen Lebensphasen um: Das Spektrum reicht von der überlegenen Gelassenheit bis zur hektischen Unzufriedenheit. All das sind Phasen im Leben, die jeder nur zu gut aus dem eigenen Erleben kennt. Auch die Melancholie gehört zu diesem Designprozess. Ohne solche Phasen der Selbstbespiegelung und Selbstbewertung gäbe es keine Arbeit am Ich, also keine wirkliche Persönlichkeitsentwicklung. In der Melancholie geht uns nicht der Stoff des Lebens aus, vielmehr versuchen wir uns ganz neue Bedeutungsinhalte zu schaffen, neue Ziele zu setzen, die wir gern erreichen wollen. Die Melancholie ist oft gerade erst die Basis für Kreativität.

Es gibt Menschen, denen derartige melancholische Phasen Angst machen, weil sie glauben, sie fänden keinen Ausweg mehr aus dem unübersichtlich gewordenen Labyrinth ihres Daseins. Andere versenken sich bewusst in eine solche Stimmung, weil ihnen diese Form der Selbstlokalisierung immer wieder Halt gibt, wenn sie spüren, dass sie auf Abwege geraten sind, die ihnen nicht guttun. Wieder andere bedürfen in solchen meditativen Phasen des Gegenübers, des Freundes, der sich den Zustand der Selbstwahrnehmung des anderen in Ruhe anhört, einfühlsam Fragen nach der Richtigkeit stellt oder auch, um das Profil der Selbsteinschätzung zu schärfen, zum gedanklichen Trick greift, die Negativaspekte der Selbsteinschätzung des Freundes geradezu zu karikieren, indem die selbstkritischen Einschätzungen einmal – gemeinsam – bis ans Ende der Negativspirale gedacht werden. In geradezu destruktiver Lust versucht man auf diesem Weg die Selbstdemontage.

Mit einem einzigen meiner Freunde gelingt es mir jedes Jahr auf einer Wanderung, das Experiment der Selbstdemontage zu wagen, um dann, wenn das Ich scheinbar zerbröselt am Boden liegt, den gedanklich genau entgegengesetzten Weg zu gehen, den der gemeinsam vollzogenen Selbstüberhöhung: Spöttelnd wird dann jeder von uns beiden zum Supermann, wir überschlagen uns im Karikieren des anderen und unserer selbst, machen aus Sehnsüchten Tatsachen und skizzieren in aller kreativen Ernsthaftigkeit die gegenseitigen Zukunftsvisionen, die nächsten gewaltigen Lebensschritte, und kein Bereich wird in der Phantasie ausgespart. Wir kehren das Unterste nach oben, und das, was wir für oben gehalten haben, nach unten – bis zur Lächerlichkeit. Bei alldem gehen wir sehr vorsichtig miteinander um, geht es doch darum, den anderen darin zu stimulieren, gerade den Lebensfeldern mehr Aufmerksamkeit zu schenken, die er bisher vernachlässigt hat. Es geht in dieser spielerischen Schonungslosigkeit um das Mutmachen ebenso wie um eine Standortbestimmung.

Natürlich helfen uns bei diesen sezierenden Gedankenspielen die Abgeschiedenheit in der Bergwelt und die große räumliche und emotionale Distanz zu unserem jeweiligen Zuhause, der Familie und den Alltagsparametern. Wir sind dann wie von allen Konventionen entfesselt, weil uns auf unseren Wanderungen niemand zuhört und wir beide wissen, dass es sich um ein biografisches Experiment handelt, das nicht wirklich zu einem Ergebnis führen soll. Es gleicht mehr der Formulierung einer Lebenshypothese unter besonders anregenden Bedingungen. Jeweils zu Beginn unserer jährlichen Wanderung ziehen wir Bilanz, was wir denn nun im vergangenen Jahr aus unseren Lebensphantasien gemacht haben, ob sich ein Traum verwirklichen ließ oder was uns daran gehindert hat, den kreativen Flow nicht fortzuträumen, sondern uns wieder mit der als unattraktiv empfundenen Realität zu arrangieren, der wir doch gerade auf lange Sicht entkommen wollten.

Im Verlauf unserer Gespräche stellen wir dann überrascht fest, was uns doch alles gelungen ist, welche Veränderungen wir angepackt haben und wie sich unsere Haltung gegenüber den bisherigen Lebensmaximen geändert hat. So minimal diese Veränderungen auch ausgefallen sein mögen, wir sind jedes Mal hocherfreut, dass uns unser Selbsterfahrungsexperiment tatsächlich weiterbringt.

Zurück zur Kreativität der Selbstzerstörung. Sie ist zuerst einmal ein einsamer Akt, dem jeder konstruktive Impetus fehlt. Es fehlt das Gegenüber, dem wir uns in der Depression stellen könnten, weil wir die Isolation gesucht haben, nicht aus Gründen der Skurrilität, sondern weil wir die Welt um uns herum und uns selbst nicht mehr ertragen können. Experimente, wie ich sie oben beschrieben habe, lassen wir schon lange nicht mehr zu, weil wir meinen, uns den eigenen Gedanken nicht mehr wirklich stellen zu können. Gleichzeitig wünscht sich, wer an Depressionen leidet, nichts mehr als die gedankliche Herausforderung, nichts mehr, als die Zentrifuge der Hoffnungslosigkeit zu stoppen und das Gespräch, das ehrliche Gespräch, in dem alle Schranken fallen dürfen. Immer wieder habe ich depressive Menschen als besonders fordernd erlebt, und ich erinnere mich nur zu gut, wie fordernd und herausfordernd ich selbst in der Krankheit war – bis hin zur Schroffheit. Auf der einen Seite bedrängt den Kranken die eigene Fragilität, auf der anderen wünscht er sich nichts mehr als Perspektiven für sein Leben.

In dieser Phase der Krankheit, der eigenen kreativen Selbstdemontage, ist man besonders empfindlich – schmerzempfindlich. So schmerzempfindlich wie der Verletzte oder frisch Operierte. Nicht anders ist der Schmerz in der Depression, Vorsicht und Rücksichtnahme sind geboten. Oder würden wir zu dem auf den Tod abgemagerten Krebskranken sagen: »Wird schon wieder«? Wohl kaum. Und ebenso wie sich der Krebskranke nach Austausch, Anteilnahme und Zukunft sehnt, erhofft sich auch der Depressionskranke nichts mehr als eben diese Anteilnahme, diese Aufmerksamkeit und Akzeptanz. Natürlich ist das Gespräch mit einem Todkranken erschütternd, aber es hilft ihm. Ebenso ist der Depressive erleichtert und – ja! – beglückt, wenn das Gegenüber es ernst meint mit der Anteilnahme. Das Stichwort ist Empathie. Mir hat sie damals das Leben gerettet.

Was würde ich mir heute wünschen, wenn ich noch einmal den Zustand der Depression aushalten müsste? Zuerst einmal wieder Empathie. Und gleichzeitig – neben einer sofortigen medikamentösen Behandlung – die behutsame Konfrontation mit mir selbst, das Experiment der Negativspirale ebenso wie den Rausch der Kreativität beim Skizzieren eines Zukunftsbildes. Wer unter Depressionen leidet, hat nicht wirklich Angst vor sich selbst, zumindest dann nicht, wenn er um das Profil der Krankheit weiß, um ihre Erscheinungsformen, ihre Implikationen und die so typischen Denk- und Verhaltensmuster. Die sind bei allen schweren Erkrankungen, die uns erschüttern, in etwa gleich. Herauszufinden, welchen Grad an Wahrheit jemand erträgt, ist emotional eine hohe Kunst, eine unverzichtbare ärztliche oder therapeutische Kunst, nach der wir uns alle in der Krankheit sehnen.

Wer in der Abwärtsspirale der Selbstzerstörung gefangen ist, hat nichts mehr zu verlieren. So ging es auch mir. Ich würde daher jedes Experiment eingehen, das noch nicht einmal Heilung, sondern nur Entlastung verspricht – wie die bevorstehende Zertrümmerung der Gallensteine, wenn die Koliken unerträglich werden. Ich wähle die vergleichbaren Krankheitsbilder bewusst drastisch, damit die Depression endlich den Nimbus, besser Malus, der Fehleinschätzung verliert. Ich wünsche mir das kompetent vorsichtige Abtasten meiner Seelenwunde ebenso wie die Konfrontation mit den Krücken nach dem Lebensbruch. Nicht mehr ertragen wollte ich jedwede Form des Auf-mich-selbst-verwiesen-Werdens – weder in irgendeiner vermeintlich wohlmeinenden Therapie noch in der Unwertschätzung meiner Krankenkasse.

Die Grenzen in der Depression zwischen hilfreicher Selbstverantwortung und engagierter Selbstbeteiligung auf der einen und vollständiger Hilflosigkeit auf der anderen Seite sind fließend. Den wirklichen Grenzbereich zu bestimmen, heißt die Selbstzerstörungsenergien und ihr Kreativpotenzial richtig einzuschätzen. Auch damit sind Chirurgen und Internisten in einer Tumorkonferenz, in der das Behandlungskonzept für den Kranken abgestimmt wird, jeden Tag konfrontiert. Auch dort gibt es, trotz geballter Kompetenz, in seltenen Fällen Fehleinschätzungen – in seltenen Fällen.

Kurz: Ich wünsche mir den Seelenchirurgen mit dem Empathieskalpell, der für seinen Therapievorschlag die volle Unterstützung seiner Fachkollegen erfährt. Von diesem so hilfreichen Szenario sind wir in der Behandlung von Depressionen weit entfernt. Ich würde heute alle Formen von Therapien für mich ablehnen, die zuerst einmal Ursachenforschung an meinem Stammbaum vornehmen und mich schein-behutsam an die neue Situation meines Zustands als Patient über Wochen gewöhnen wollen. Auch die Zeit kann ein guter Therapeut sein – aber nicht für den Akutfall.

Ich bin fest davon überzeugt, dass sich die unglaublichen Kräfte, die in der Depression auf die Selbstzerstörung gerichtet sind, aufheben und neu zentrieren lassen. Aber dazu bedarf es nicht der wochen-, monate- und jahrelangen »Behandlung«, sondern einer beherzten Empathie, die vorurteilsfrei schnell und konsequent alle therapeutischen Möglichkeiten einsetzt, um den Kranken von seiner kreativen Selbstzerstörung abzuhalten.

Wer nach einer Darmspiegelung mit der Diagnose Krebs konfrontiert wird, durchläuft ein Martyrium der Gedanken, Ängste, Stimmungen, Träume und Sehnsüchte. Er will nur eines: leben! Wer schwer unter Depressionen leidet, durchlebt dasselbe Spektrum.

Ich weiß heute aus eigener Erfahrung und dem Erleben vieler anderer, dass die Depression zu überwinden ist. Wir beschwören bei allen schweren Erkrankungen die Selbstheilungskräfte, wenn der Betroffene gesund werden, leben will. Nichts anderes will, wer unter schweren Depressionen leidet. Auch er will von seinem Leiden kuriert werden, und er ist zu jedweder Form der Mitarbeit bereit – er muss nur endlich dazu aufgefordert werden und darf nicht länger in die Passivität einer vermeintlich notwendigen Selbstheilung mit gelegentlicher therapeutischer Betreuung abgeschoben werden.

Im *Hamburger Ärzteblatt* gibt es die Rubrik »Der besondere Fall«. Natürlich geht der immer gut aus, so hilflos alle Ärzte zu Beginn der Behandlung auch waren. Ich wünschte mir zumindest zweimal im Jahr auch den psychiatrischen Fall, der dann – nach langem Ringen der Beteiligten – auch gut ausgeht.

Da ich von vielen dieser Fälle weiß, hoffe ich in Zukunft auf mehr Beachtung. Es wäre ein gutes Zeichen für alle, die Kranken, die Angehörigen und ebenso für die Therapeuten, die nur allzu oft ihr Bestes geben und am Ende doch von den Selbstzerstörungskräften ihrer Patienten erschüttert werden.

Was also ist in dieser Phase der Depression zu tun, in der sich alle Kreativität auf die Selbstzerstörung richtet? Ich habe an anderer Stelle schon gesagt, dass die Todesphantasien der Tumormarker der Seele sind. Das gilt noch mehr für die Gedanken, die um die Selbstzerstörung kreisen. Wen diese Phantasien ängstigen, wer spürt, dass die Selbstzerstörung nicht länger nur eine Gedankenschleife, sondern bereits die ausgestreckte Hand aus dem Jenseits ist, hat keine Zeit zu verlieren: Er gehört in die Akutaufnahme einer Krisenambulanz. Er ist in Todesgefahr und muss sich darauf einstellen, die Verantwortung für sich selbst für eine bestimmte Zeit abgeben zu müssen. Jetzt noch heldenhaft zu versuchen, die Selbstheilungskräfte zu bemühen, ist mehr als leichtsinnig. Irgendwann lässt sich der Sog der Selbstzerstörung nicht mehr beherrschen, er reißt uns mit, und wenn uns jetzt niemand rettet, dann ist es zu spät – wir verbluten an der Hoffnungslosigkeit.

Eine solche Blutung aber lässt sich stillen. Auch die Seele bildet, wenn der Selbstzerstörungsstrudel gestoppt wird, wieder neue Blutplättchen, nur heißen sie dort anders: nicht tot sein wollen, Wünsche entwickeln und den Weg zurück ins Leben finden.

Ich habe diese Phase selbst erlebt, ich stand an der Brüstung eines Hochhauses und habe dann doch noch einen letzten Versuch gemacht und mich meinem Arzt offenbart. Er hat mich in aller Ruhe, ohne jeden Anflug eigener Angst oder gar Panik, in den Arm genommen und mich darum gebeten, mein Leben nicht zu zerstören.

Ich merkte in der darauffolgenden Stunde, in der er mich meiner Selbstverantwortung überließ, dass mit mir etwas geschehen war, das meine Seelenblutung gestillt hat: Ich war mit einem kompetent angelegten Verband der Empathie versorgt worden. Natürlich war ich nicht von der einen auf die andere Stunde genesen, nein, aber jetzt spürte ich, dass die Kräfte zurückkehrten und dass ich leben wollte – leben!

Ich brauchte noch ein halbes Jahr intensiver medikamentöser und therapeutischer Behandlung, aber ich hatte wieder Mut gefasst, auch an mir selbst zu arbeiten, jeden Tag ein bisschen mehr. Inzwischen weiß ich, was zu tun ist, wenn mich der Eishauch der Depression wieder einmal streift: Ich kann mir dann selbst helfen. Aber ich weiß auch, was zu tun ist, falls die Selbstzerstörungsphantasien wieder einmal zurückkehren sollten: Ich würde sofort meinem Arzt in aller Offenheit davon berichten und mich in seine schützenden Hände begeben. Dass das ein schwerer Schritt wäre, weiß ich. Aber auch wer mit einem Rückfall seiner Krebserkrankung konfrontiert wird, hat keine andere Wahl, als den Befund zu akzeptieren und den behandelnden Ärzten zu vertrauen, dass sie ihn am Leben erhalten – wie auch immer.

So wenig, wie es »Wellness« für den Krebs gibt, so wenig hilfreich ist eine Wellnesskur in der Krisensituation einer schweren Depression. Wenn wir uns nach überstandener Depression für mehr Wellness in unserem Leben entscheiden, ist das eine Form des Umgangs mit sich selbst – neben vielen, vielen anderen, die ein glückliches Leben ausmachen.

Psychiater oder Psychologe –
wer soll behandeln?

Bei der Therapie seelischer Erkrankungen wird gern auf die Droge Arzt verwiesen. Sie spielt für den Behandlungserfolg eine große Rolle – mehr als bei körperlichen Erkrankungen. Was ist damit gemeint? Zuerst einmal nicht das, was Süchtige unter einer Droge verstehen, sondern die Droge als Heilmittel, also die empathische Gegenwart des Arztes oder Therapeuten. Nicht Sympathie ist gemeint, sondern die Aura, die es dem Patienten ermöglicht, sich zu öffnen, ohne Vorbehalte von den Ausprägungen seines Leidens zu berichten und die Gewissheit und Zuversicht zu haben, jemandem gegenüberzusitzen, der mit aller Macht und allem Einsatz seines Könnens den Behandlungserfolg will: Der Depressionskranke soll schnell gesund und nach Möglichkeit vor einem Rückfall bewahrt werden. All das kann sowohl der Psychotherapeut als auch der Psychiater leisten. Auch in der Diagnostik ähnelt sich das Prozedere der beiden Professionen. Unterschiedlich ist nur der berufliche Werdegang. Der Psychiater ist zuerst einmal Arzt und qualifiziert sich in der Facharztzeit zum Psychiater. Der Psychologe absolviert ein Psychologiestudium und erwirbt über eine Zusatzausbildung die Qualifikation zum Psychotherapeuten. Beide sind berechtigt, ihre Leistungen über die Krankenkassen abzurechnen.

Ich wundere mich immer wieder, dass den Patienten zwar irgendein Unterschied der beiden Disziplinen bekannt ist, nicht aber, welcher. Wie schon erwähnt: Allein der Arzt ist berechtigt, eine medikamentöse Therapie zu verschreiben und vorzunehmen, nicht aber der Psychologe. Bei leichteren depressiven Erkrankungen ist das nicht von Belang, aber der Patient muss wissen: Wenn er von seinem Hausarzt zu einem Psychologen zur

Behandlung seiner Depression überwiesen wird, nimmt er sich damit die Möglichkeit, das gesamte diagnostische und therapeutische Spektrum zu erfahren, über das der Arzt verfügt, wozu auch der Ausschluss einer körperlichen Erkrankung gehört.

Leider machen Patienten häufig den Fehler, dass sie entweder kritiklos der Empfehlung ihres Hausarztes folgen, ohne eine Zweitmeinung einzuholen. Das ist zwar mit Mühe, Zeit und Kraftaufwand verbunden, kann aber unter Umständen für den Therapieverlauf von großer Bedeutung sein – inhaltlich und zeitlich. Oder aber die Patienten sind in ihrer Meinungsbildung und Entscheidung dem Vorurteil aufgesessen, dass sich ein Psychiater nur der besonders schweren Fälle annimmt und der Patient damit rechnen muss, in der Psychiatrie, also in einer Klinik, aufgenommen zu werden. Ich will hier bewusst nicht an die typischen Laienvorstellungen einer psychiatrischen Klinik erinnern, an die geschlossenen Abteilungen oder gar an die forensische Psychiatrie, die den noch nicht kalkulierbaren Straftätern vorbehalten ist. Mit diesen Fällen kommt der Patient, der ambulant oder auch stationär wegen seiner Depression behandelt wird, nicht in Berührung – weder physisch noch optisch. Ebenso wenig, wie ein Patient mit gebrochenem Bein Zugang zur Intensivstation eines Krankenhauses erhält.

Auch andere Vorurteile halten sich in der Einschätzung von Psychiater und Psychologe hartnäckig. Zum Beispiel, dass der Psychiater »nur« mit Medikamenten behandelt – die dann vermeintlich auch noch die Persönlichkeit des Kranken verändern – und der Psychologe dagegen einen ganzheitlichen und sanften Therapieansatz verfolgt. Beides ist falsch. Ob die angewandte Therapie am Ende als sanft und ganzheitlich empfunden wurde, ist unabhängig davon, ob ein Psychologe oder ein Psychiater tätig war. So, wie sich Menschen ganz und ausschließlich der alternativen Medizin bedienen oder allein auf die alte chinesische Heilkunst verlassen, so gibt es auch eine vergleichbare Anhängerschar bei Patienten, die unter einer seelischen Erkrankung leiden. Einige wehren sich kategorisch gegen Medikamente, andere meinen selbst beurteilen zu können, dass ihnen allein eine Psychoanalyse helfen kann, und wieder andere schwören auf den kompromisslosen Einsatz der »Chemie«. All diesen ideologischen Verklärungen ist schwer beizukommen.

Wir müssen diese vollkommen irrationale Seite des menschlichen Handelns ganz offensichtlich akzeptieren – ebenso wie den Akt des Verliebens, der Euphorie beim Hören eines bestimmten Musikstückes oder beim Betrachten eines Kunstwerkes. Für den einen ist es die Offenbarung schlechthin, während der andere bei alldem vollkommen unbeteiligt bleibt. Erst im Ernstfall – Schlaganfall, Herzinfarkt, Magendurchbruch – wenden wir uns Hilfe suchend der Schulmedizin zu. Was vorher noch als besonders kritische Selbstverantwortung empfunden und gelebt wurde – oft geradezu missionarisch: An meinen Körper lasse ich keine Chemie heran, nur die sanften Heilkräfte! –, gilt dann im Angesicht einer gesundheitlichen Notsituation plötzlich nicht mehr. Auf der Schwelle des Krankenhauses oder beim Eintreffen des Notarztes geben dieselben Menschen, die gerade noch so von den eigenen Lebensvorstellungen überzeugt waren, jede Verantwortung für sich selbst an den Arzt ab: Hilfe, retten Sie mein Leben!

Ich bin immer wieder überrascht, wie lange manche Patienten, die wirklich massiv unter ihren Depressionen leiden – bis zur Lebens- und Arbeitsunfähigkeit –, dennoch an ihrem einmal gefassten Entschluss festhalten, allein den sanften Weg oder den ohne Chemie gehen zu wollen. Sie müssen sich dann aber auch kritisch fragen lassen, ob sie wirklich alles tun, um gesund zu werden, oder ob sie nicht doch ein gewisses Gefallen an der eigenen Situation, des Anders-, des Krankseins, empfinden.

Die Behandlung einer Depression ist kein Wellnessprogramm für die Seele, sondern ähnelt einer Operation an einem lebenswichtigen Organ. Die Überlebenschancen sind heute für jeden wichtigen chirurgischen Eingriff ermittelt, was dennoch wenig über den individuellen Fall aussagt. Dennoch stellen wir uns einer Operation eher dann entspannt, wenn man von einer Standardoperation spricht – die Mortalitätsrate also gegen null geht. In der Depression dagegen hoffen die Betroffenen ganz offenbar auf Wunder. Oder sie bagatellisieren ihren Zustand, weil sie meinen, einer Therapie nicht standhalten zu können. Was heißt in diesem Zusammenhang »standhalten«? Nichts anderes, als dass die Behandlung schmerzhaft ausfällt. Schmerzhaft deshalb, weil wir uns im Genesungsprozess eventuell von lieb gewonnenen Lebensvorstellungen verabschieden müssen, dass wir zu akzeptieren haben, krank zu sein. Wer all das als Betroffener leugnet, muss sich gefallen lassen, dass man ihm vorwirft, unverantwortlich mit dem eigenen Leben umzugehen.

Niemand sollte sich im Umgang mit einem Menschen, der unter Depressionen leidet, anmaßen zu wissen, was für den Kranken gut ist. Das ist und bleibt der Einschätzung der Psychiater und Psychologen überlassen, auch wenn heute jeder meint, sich an der Psychologisierung der Welt und ihrer Individuen beteiligen zu können. Die Depressionsbehandlung und ihre Einschätzung darf nicht zur Bühne der Darstellung selbst ernannter Heiler missbraucht werden. Jeder, der dies tut, streut die Saat der Verharmlosung. Und wenn am Ende eines solchen Krankheitsverständnisses der verzweifelte Wunsch nach dem Suizid steht, sind die Besserwisser plötzlich nicht mehr auszumachen.

Die Depression ist keine Spielwiese, auf der es um die Kür der Befindlichkeiten geht, sondern um die Notfallaufnahme, das Krankenhaus oder den Rettungswagen. Wer die Schwere der Krankheit Depression leugnet, muss dies selbst verantworten. Wer sich einer so offensichtlich notwendigen Behandlung mit all ihrem umfänglichen medizinisch-therapeutischen Repertoire entzieht, ebenso.

Der Depression müssen wir, auch wenn es pathetisch klingt, mit Demut begegnen, nicht mit vorgefassten Meinungen und Heilsversprechen.

Vor gerade einmal 100 Jahren gab es noch keinen hochalpinen Tourismus. Warum? Weil ein Beinbruch am Berg das Ende bedeuten konnte, die innere Verletzung nach einem Sturz allemal. In der Akzeptanz der Depression sind wir bis heute weniger einsichtig und weniger vorsichtig als die Menschen damals. Die Todesgefahr galt als zu respektierende Schwelle: Wer sich ihr leichtsinnig aussetzt, muss damit rechnen, darin umzukommen. Für jeden PS-süchtigen Motorradfreak gilt heute dasselbe. Er ist für sich und sein Rasen verantwortlich, auch gegenüber den meist Unschuldigen eines von ihm verursachten Unfalls.

Die Statistik der Depressionskranken zeigt im Umkehrschluss ein hoffnungsvoll positives Bild: 90 Prozent der Depressionen könnten gut und schnell bis zur Genesung behandelt werden. Aber nur jeder zehnte Kranke wird angemessen und damit erfolgreich therapiert. Die Hälfte der Kranken wird in einer Weise »therapiert«, die nicht hilft oder gar schadet.

Es sind nicht allein die Zahlen, die bedenklich stimmen, es ist vor allem noch immer die Haltung, die die Gesellschaft der Krankheit Depression gegenüber zeigt – nicht individuell, sondern in der Botschaft unseres Gesundheitswesens, der Krankenkassen und der politisch Verantwortlichen. Alle meinen, sie könnten sich so verhalten wie die drei Affen: nichts wissen, nichts sehen, nichts hören.

Vorurteile und Verdrängung gleichen den Mächtigen in der Diktatur. Das galt zuletzt für die DDR: Wer zu spät kommt, den bestraft das Leben. Tausende bestraften sich jedes Jahr mit dem Tod. Aber sie sind weder schuldig, noch wurden sie angeklagt. Sie waren schwerst krank und ertrugen ihr Leid nicht mehr.

In der Depression können wir uns lange verstecken, wir können den sanften Weg gehen. Oder, was in Krisen meist das bessere Erfolgsrezept ist, ganz rational die eigene gesundheitliche Situation überdenken, selbstbewusst – und dann selbstverantwortlich. Jeder, der die Depression ernst nimmt, findet für diese Einstellung eindeutige Belege. Nicht nur in der Statistik.

Keine Angst vor dem Arzt oder Therapeuten! Keine Angst vor dem Patienten!

Ein guter Freund musste sich vor einigen Jahren an der Hand operieren lassen. Als er in seinem Krankenhausbett aufwachte, war nicht die rechte, sondern die linke Hand verbunden. Ein Fehler des Operateurs und seines Teams. Da auch die rechte Hand irgendwann würde operiert werden müssen, begrüßte der Patient den Professor in seiner humorvoll-spöttelnden Art mit den Worten: »Das war wohl die falsche Hand!« Ein Blick in die Patientenakte bestätigte die Situation. Der Operateur war tief betroffen und wollte sich in aller Form für den Fehler nicht nur entschuldigen, sondern bot seinem Patienten sofort an, auf jeden Fall Rechtsbeistand zu suchen. Er würde selbstverständlich die volle Verantwortung übernehmen.

Es wurde kein Rechtsanwalt bemüht und es gab auch keine Schadensersatzforderung. Der Fehler war nicht dramatisch, auch diese Hand hätte später einmal operiert werden sollen, und damit war die Sache erledigt. Respekt vor dem anderen, die angemessene Entschuldigung und die sichtbare Betroffenheit des Arztes waren die Basis für das Verständnis einer Situation, die zwar nicht passieren darf, aber eben doch leider durchaus einmal eintreten kann. Wir alle machen Fehler, sie gehören zu unserem Leben dazu. Wer das leugnet, macht sich etwas vor. Entscheidend ist, wie wir mit den eigenen Fehlern umgehen, also mit uns selbst – auch da währt Ehrlichkeit am längsten. Das gilt genauso für die eigenen Sympathiewerte.

Es ist noch gar nicht lange her, dass Klinikärzte, die einen Fehler in der Behandlung eines Patienten gemacht hatten, angewiesen waren, diesen in keinem Fall zuzugeben, weil jeder eingestandene Fehler eine deutliche Erhöhung der Versicherungsbeiträge für das Krankenhaus bedeutet. Hier findet inzwischen ein Umdenken statt. Fehler gehören zum Berufsalltag und das persönliche Eingestehen eines Fehlers ist häufig sehr viel preiswerter als das starre Beharren auf der eigenen Fehlerlosigkeit. Die Außenwirkung, vor allem wenn der Fall auch in der Presse behandelt wird, kann für das Image eines Krankenhauses und seines Personals schlimme Folgen haben, wie einige prominente Kunstfehler in der jüngsten Vergangenheit gezeigt haben. Das Vertrauen in die gesamte Arbeit einer Klinik kann auf diese Weise verloren gehen. Es wieder aufzubauen, kann Jahre dauern.

Als Patient suchen wir bei einem Arzt Hilfe. Wir unterstellen zuerst einmal nicht, dass er uns schaden will. Glücklicherweise ist dieses Vertrauen trotz aller Kommerzialisierung auch in den medizinischen Berufen noch immer da und stellt weiterhin die unverzichtbare Basis einer erfolgreichen Behandlung dar. Und doch tun sich Ärzte und Therapeuten häufig schwer, die vom Patienten gewünschte Zweitmeinung zu akzeptieren. Sie reagieren zurückhaltend, selten zustimmend und durchaus mit Unverständnis, nach dem Motto: Sie trauen mir wohl nicht! In vielen anderen Lebensbereichen ist das Einholen einer Zweitmeinung dagegen ganz selbstverständlich: Bei Bauschäden beauftragen wir einen Gutachter und verlassen uns nicht allein auf die Meinung des Architekten oder der ausführenden Firma. Wir holen mehrere Angebote ein, wenn wir eine größere Bauaufgabe zu vergeben haben, wenn wir ein Auto kaufen wollen oder eine neue Küche – nicht aus Misstrauen, sondern zur Meinungsbildung, um ein sicheres Gefühl zu bekommen, wem wir unser Geld anvertrauen. Dabei muss der günstigste Preis nicht immer auch die beste Lösung sein. Das wäre zu kurz gedacht.

Wenn Ärzte mit dem Wunsch ihres Patienten um eine Zweitmeinung konfrontiert werden, sollten sie ein solches Anliegen als selbstverständlich akzeptieren und es nicht als Missachtung oder gar Kränkung auffassen. Ein guter Arzt kann sich auch stets in die Karten schauen lassen, schließlich hat er nichts zu verbergen, wenn er sein Bestes gibt.

Nun ist im Falle einer seelischen Erkrankung das Vertrauensverhältnis zwischen Patient und Arzt besonders personalisiert – anders als beim Chirurgen, beim Augenarzt oder Orthopäden. Außerdem ist es logistisch sehr viel schwieriger, in angemessener Zeit überhaupt eine Zweitmeinung beim Psychiater oder Psychologen zu bekommen, viele lehnen ein solches »Zweitgutachten« sogar ganz ab. Dass Menschen, die unter Depressionen leiden, oft auch gar nicht die Kraft aufbringen können, einen weiteren Therapeuten aufzusuchen, erschwert die Situation zusätzlich.

Aber nach meiner Erfahrung sind es gerade die Therapeuten – Psychologen und Ärzte der Fachrichtung Psychiatrie gleichermaßen –, die nicht nur ein besonders enges Vertrauensverhältnis zu ihren Patienten aufbauen, sondern auch häufig das Gefühl von Abhängigkeit und Unterlegenheit schaffen. Jeder Kranke ist seinem behandelnden Arzt unterlegen, nicht allein wegen des Kompetenzgefälles, sondern auch wegen der unterschiedlichen Kräfteverhältnisse. Und wie gern arrangieren wir uns in der Not mit einer solchen Situation, schließlich wollen wir gesund werden! Die Gleichheit im Rollen- und Statusverständnis wird sich nach der Genesung schon wieder einstellen – im Dank, im Respekt oder im Dialog. Auch aus Ärzten können irgendwann Freunde werden.

Ich rechne die Psychologie und die Psychiatrie zu den eher »weichen« Wissensgebieten, auf denen sehr unterschiedliche Meinungen und Therapievorstellungen ebenso wie divergierende Krankheitsverständnisse nebeneinander bestehen. In der Klinik gibt es aufgrund der kollegialen Zusammenarbeit immer auch eine gewisse Kontrolle über das, was dem Patienten in der Therapie widerfährt. Medikamente und Behandlungsverfahren werden stets protokolliert und sind damit »öffentlich«, Abweichungen von Standardbehandlungen müssen also von dem, der sie empfiehlt und verordnet, auch jederzeit verantwortet werden. Eine derart transparente Form der Behandlung kann eine Einzelpraxis mit nur einem Therapeuten nicht leisten – mit seinem Konzept ist er allein seinem Gewissen verantwortlich. Nur die medikamentöse Therapie muss in einer Krankenakte lückenlos protokolliert werden.

Die ganz besondere Situation im Patienten-Therapeuten-Verhältnis – Abhängigkeit und Dominanz sowie die nur schwer definierbaren notwendigen Behandlungsschritte, die sich vor allem dem Kranken einer »objektiven« Bewertung entziehen – schafft beim Patienten schnell das Unbehagen, sich in einer einseitig manipulierten Position zu befinden. Missverständnisse gedeihen auf diesem Boden besonders leicht. Vermeintliche Unaufmerksamkeit aufseiten des Therapeuten, die vielleicht gerade Zeichen größter Konzentration ist, legt der Patient als Missachtung aus, den Diskussionswunsch des Patienten dagegen empfindet der Therapeut als Anmaßung und Eingriff in seine Therapiekompetenz. Ein solches negatives Spannungsverhältnis ist für den Kranken besonders schwer zu ertragen. Seine Verwundbarkeit in der Depression lässt häufig ein Aufbegehren oder auch nur eine Richtigstellung über einen Disput im Verständnis gar nicht zu. Im unglücklichsten Falle funktioniert das Zusammenspiel zwischen Therapeut und Patient nach dem Prinzip von Schlüssel und Schloss – sie bedingen sich in der gegenseitigen Akzeptanz und im Rollenverständnis: Der Patient will der Schwache sein, der Therapeut genießt die Position des Überlegenen.

Nur so sind die tiefen Kränkungen zu verstehen, die es in so manchem Psychologen- und Psychiaterleben unüberwindbar und unverzeihlich bis zum Tod gibt: immer dann, wenn ein Patient etwa die weitere Behandlung verweigert, anstatt auf die Entlassung durch den Therapeuten in die Freiheit der Selbstbestimmung zu warten. Welche Anmaßung auf der einen und welch geringes Selbstwertgefühl auf der anderen Seite prallen hier aufeinander! Kleine und große Niederlagen gehören zum Leben – auch für Therapeuten.

Was bedeutet das für den Patienten, den Kranken? Natürlich nicht, bei jedem noch so geringen Missbehagen dies auch zum Ausdruck zu bringen – die Therapie in der Depression ist schließlich kein erbaulicher Waldspaziergang, bei dem man sich mit seinem Therapeuten intellektuell messen will, sondern ein oft äußerst schmerzhaftes und leidvolles Geschehen. Und dennoch hat jeder von uns, auch in der größten Not, eine Restkraft in der instinkthaften Einschätzung einer Situation, die als bedrohlich empfunden wird. Ist es der Therapeut selbst, ist es seine Behandlungsweise, sind es Sprache und Gestik, von denen wir spüren, dass sie uns gefährlich werden könnten, haben wir plötzlich jedes Vertrauen verloren?

Es gibt diese Phasen der tiefen Verzweiflung in der Depression, die Angst, vielleicht nie wieder gesund zu werden, die wir dann – ohnmächtig in uns selbst – dem Therapeuten anlasten. Diese Erschütterungen sind Teil des Behandlungs- und Genesungsprozesses. Aber wenn das Unbehagen substanziell wird, wenn es sich über Wochen hinzieht und die Therapie selbst als existenzielle Bedrohung empfunden wird – eine Bedrohung durch das Gegenüber, nicht der Therapie an sich! –, dann ist eine Grenze zwischen Patient und Therapeut, zwischen Therapeut und Patient überschritten und es ist höchste Zeit, die gesamte Behandlung zu überdenken und im schlimmsten Fall – wenn die Kraft zur Aussprache fehlt – die Behandlung auch sofort abzubrechen.

Der Patient darf niemals zum Opfer seiner Therapie werden. Er ist Opfer seiner Erkrankung und das allein akzeptable Bemühen um Genesung zählt. Das gilt für beide Seiten. Manchmal binden Therapeuten ihre Patienten über Jahre an sich, aber ebenso gefallen diese sich auch in der Rolle einer vertrauten und geschützten Beziehung. Das mag für eine bestimmte Zeit dem eigenen Wohlbefinden auf beiden Seiten dienen. Sowohl im

Krankheitsverständnis als auch in Fragen der Selbstverantwortung aber müssen sich beide der Frage stellen, ob es nur um Wohlbefinden oder den sehr viel ernsteren Auftrag einer erfolgreichen Therapie geht – vor den objektiven Instanzen der Standesvertretungen und dem Gesetz ebenso wie aufseiten des Patienten vor seinem Lebensauftrag oder präziser: vor der Schöpfung, die in einer aufgeklärten Gesellschaft, die ihre Legitimation nicht aus Doktrinen bezieht, auch ein ethischer Aspekt sein kann, demgegenüber auch der Kranke eine Verantwortung formulieren muss.

Ich frage mich immer wieder, warum sich Therapeuten – vor allem bei privat versicherten Patienten oder Selbstzahlern – auf eine sich oft über viele Jahre hinziehende Behandlung einlassen. Damit meine ich nicht die besonders schweren Erkrankungen, bei denen eine Hospitalisierung notwendig ist, oder Patienten, die während ihrer gesamten Lebenszeit einer medikamentösen Therapie und der Kontrolle bedürfen. Nein, ich meine die so offensichtlichen Grenzfälle, in denen der Therapeut den Patienten nicht in die Freiheit des Gesundseins entlassen will und der einst Kranke, der jetzt plötzlich zum Klienten wird, nicht den Absprung in die Realität des therapielosen Lebens findet. Beide Seiten müssen sich die Frage nach der Eigenverantwortung gefallen lassen.

Immer wenn Patienten oder ihre nicht durch Vorurteile verblendeten Angehörigen einen tief empfundenen Verdacht spüren, dass irgendetwas in der Therapie nicht stimmt, besteht Handlungsbedarf. Es darf nicht sein, dass Depressionskranke über Jahre ideologisch borniert homöopathisch oder mit sektiererischen Verfahren vermeintlich engagiert behandelt oder in einer der vielen dubiosen Therapien gefangen gehalten werden. Wird der behandelnde Therapeut dann doch irgendwann mit seinem fragwürdigen Konzept konfrontiert, fällt schnell der Begriff der Behandlungsresistenz – der Patient verweigert angeblich den notwendigen Schritt zur Genesung.

Dafür sei allein er verantwortlich und natürlich nicht der Therapeut.

Immer wenn ich das Wort therapieresistent höre, bin ich erschrocken und traurig zugleich. Erschrocken, weil ich die Schuldzuweisung auf den Patienten unerträglich finde, und traurig darüber, mit welchem Zynismus hier der in der Verantwortung stehende Therapeut sich eines – sicher schwierigen – Falles entledigt. An ihm jedenfalls lag der Misserfolg der Behandlung nicht, das ist doch wohl offensichtlich. Hier wünschte ich mir aufseiten der Therapeuten mehr Respekt vor den Patienten, mehr Mut, auch einmal einzugestehen, dass man selbst mit seinen Methoden nicht weiterkommt, anstatt so lange am Patienten »herumzudoktern«, bis man ihm irgendwann wegen »Therapieresistenz« die Behandlung entzieht.

Was also wünscht sich derjenige, der den schwierigen Schritt auf sich nimmt und einen Arzt aufsucht, um Linderung in seinem Zustand zu erfahren, auch wenn ihm vielleicht noch gar nicht bewusst ist, dass es sich auch wirklich um eine Depression handelt? Wenn er es mit seinem Wunsch nach Genesung ernst meint, erwartet er nichts sehnlicher als eine kompetente Diagnose und einen schlüssigen Vorschlag für ein vorurteilsfreies Behandlungskonzept – mit oder ohne Medikamente. Wer selbst am eigenen Leib das zerstörerische Potenzial der Depression erlebt hat, weiß, wie gefährlich und quälend der Zustand der Unsicherheit ist: Was geschieht hier mit mir?

Daher ist es für den Patienten so wichtig, offen und ehrlich über die möglichen Facetten der Depression aufgeklärt zu werden, zu erfahren, wie lange die Behandlung voraussichtlich dauern wird, ob es in der medikamentösen Therapie unschöne Nebenwirkungen geben kann und auch, auf welche möglicherweise tiefen Lebenseinschnitte sich der Patient einstellen muss. Jedwede Unsicherheit, jeder Zweifel und jedes Zuwarten auf den nächsten Behandlungsschritt ist zermürbend. Wenn ich als Patient aber weiß, was mit mir in der Depression geschieht, dass die selbst wahrgenommenen Symptome von Wunsch- und Hoffnungslosigkeit, das Sehnen, möglichst schnell im Tod erlöst zu sein, krankheitsimmanent sind und nicht etwa Ausdruck eines freien Willens, dann ist das oft eine lebensrettende Botschaft.

Wer Depressionen hat, denkt irgendwann an den Suizid, ebenso wie der mit der Diagnose Krebs konfrontierte Patient immer wieder angstvoll daran erinnert wird, vielleicht nicht mehr lange leben zu können. Auch ihm kann durch Aufklärung, durch Risikoabwägung und die Erfolgsstatistik in der Behandlung zumindest ein Teil der Angst genommen werden. Wer weiß, dass heute an einer Blinddarmentzündung niemand mehr sterben muss, wird einer Operation ganz anders entgegensehen als jemand, der vollkommen unvorbereitet mit starken Schmerzen im Unterbauch bei einem Zelturlaub in der Einsamkeit überrascht wird.

Gut über die eigene Krankheitssituation in der Depression informiert zu sein, ist natürlich noch kein Garantieversprechen auf eine schnelle Verbesserung des eigenen Zustandes. Aber je weniger der Patient seiner Hilflosigkeit ausgesetzt ist und je mehr er aktiv in die Selbstverantwortung seiner Behandlung einbezogen wird, desto positiver wird sich der Genesungsprozess darstellen. Weitere Katalysatoren für den Erfolg sind Empathie, Ehrlichkeit und das Gefühl, geborgen zu sein, wenn sich der Zustand in der Depression immer wieder einmal verschlechtert. Selbstverantwortung und Vertrauen sind aufseiten des Patienten dann die unverzichtbare Gegenleistung, um der Depression erfolgreich zu begegnen: Therapie und Eigeninitiative unter Anleitung sowie das Gefühl, in der Krankheit begleitet und betreut zu sein, bedeuten für den Patienten die so notwenige Erleichterung. Jede Form von Distanz zum Kranken, jede klischeehafte Unnahbarkeit aufseiten des Therapeuten, der sich in der Rolle des kritischen Beobachters mehr gefällt als in der eines empathischen Menschen, ist der Behandlung abträglich. Manchmal sehnt sich der Kranke einfach danach, hemmungslos weinen zu können – was in der Depression große Erleichterung bedeutet. Dann auf Distanz gehalten zu werden, tut besonders weh.

Therapeuten, nehmt eure Patienten auch einmal in einer so schweren Phase der Depression in den Arm – es tut so gut!

Es gibt wohl keine andere Berufsgruppe, die so im Fokus der Cartoonisten steht, wie die der Psychologen und Psychiater. Die geradezu unerschöpfliche Zahl und die stets noch hinzukommenden weiteren Motive aus messerscharfem Spott und haarsträubenden Settings sowohl aufseiten der Patienten als auch der Therapeuten zeigen, wie viel in der Behandlung von seelischen Erkrankungen im Argen liegt. Da bleibt manchmal als Reaktion auf das Unerklärliche nur der Gegenangriff mit einem herzhaften Lachen – auch wenn es nur zu oft im Halse stecken bleibt, wenn einen ein solcher Cartoon mit den eigenen Erfahrungen konfrontiert: Ja, diese Absurdität habe ich auch erlebt und ich habe mich nicht dagegen gewehrt!

So schwierig die Behandlung einer Depression im Einzelfall sein mag, sie darf niemals zur Spielwiese narzisstischer Marotten ausarten. Hier müssen sich Therapeuten ebenso wehren wie missbrauchte Patienten. Wie schwer eine solche Gegenwehr in der Depression fällt, ist bekannt. Ein klares Nein, bis hierher und nicht weiter, ist aber allemal besser als ein sich über Jahre hinziehendes Ja, aber. Denn die zerrinnende, nicht gelebte Zeit, das Gefangensein in der Depression ist das, worunter der Kranke am meisten leidet. Wer mit diesem Leiden spielt, missbraucht seine Verantwortung. Auch hier sind Patient und Therapeut gleichermaßen angesprochen.

Erweisen wir der Depression den längst überfälligen Respekt der Akzeptanz. Es tut so gut, in seiner Würde genau durch diese Akzeptanz gestützt zu werden. Über einen Schlaganfall machen wir auch keine dummen Witze. Auch Cartoons gibt es nicht. Warum wohl?

Das Ich zwischen Illusion und Alter Ego

Seit über 2 000 Jahren machen sich die unterschiedlichsten, an Erkenntnis interessierten Vertreter der westlichen Welt – klug und weniger klug – Gedanken über unser Seelenleben. Mit der Betrachtung über die Melancholie kamen sie dabei dem Phänomen der Depression in der Beobachtung schon sehr früh recht nahe. Die Bewertung des Seelenzustandes Melancholie hat bis heute ein ähnlich breites Spektrum erfahren wie die Depression – von der höchsten Wertschätzung bis zur tiefsten Verdammnis. Auch der Suizid unterliegt einer derart diametralen Wertschätzung – in der einen Religion geächtet, in der anderen glorifiziert; im einen Gesellschaftssystem als Handlungskonsequenz bewundert, im anderen bis heute als feiger, verantwortungslos-narzisstischer Akt verurteilt. In einigen Kulturen ist die Einschätzung über Jahrhunderte konstant, in anderen äußerst wechselhaft – von hoch geschätzt bis zutiefst geschmäht. Es geht mir nicht um die kulturgeschichtlichen Aspekte von Melancholie, Depression und Suizid, sondern um den Hinweis, dass Wertmaßstäbe und Anschauungen dem Wandel unterliegen. Mal zugunsten des Beteiligten in größter Anerkennung, mal zu seinem Nachteil – erst geschmäht und dann auch noch mit dem zweiten Tod bestraft: der gesellschaftlichen Exekution auf dem Scheiterhaufen der Konvention. Und immer fand sich für eine solche schreckliche Konsequenz eine weithin akzeptierte Rechtfertigung.

Haben sich in den vergangenen Jahrhunderten Urteile und Vorurteile, Wissen und Spekulation und vor allem moralische Bewertungen und soziale Standards über Generationen gehalten, so wandelt sich unser Werteverständnis heute manchmal schon innerhalb eines Jahrzehnts. War es im intellektuellen New

York soeben noch hip, schick und gesellschaftlich unverzichtbar, »seinen« Psychiater zu haben, den man mindestens einmal wöchentlich zur seelischen Selbstverortung aufsuchte, so vermeldet die gesellschaftlich stets seismografische Zeitschrift *New Yorker* gerade in einem Cartoon den Sinneswandel zu eben dieser Analysepraxis: »Wir gehen nicht mehr zu Therapeuten – wir schauen sie uns im Fernsehen an.« Der persönliche Therapeut ist gesellschaftlich out, heute delektiert sich das Publikum, intellektuell um 180 Grad gedreht, spöttelnd am Psychogeschehen vor dem Flachbildschirm. So überspannt die Gesellschaft (nicht nur in Amerika) gerade noch war, so haben sich die sozialen Anerkennungsmechanismen gegenüber dieser Modeerscheinung inzwischen fundamental geändert. Und das unabhängig von den jüngsten Finanz- und Wirtschaftsverwerfungen. So sehr die Besinnung und die Rückkehr zu einer psychohabituellen Normalität zu begrüßen sind, so ist doch schmerzlich festzustellen, dass auch die Einschätzung über den wahren Krankheitswert der Depression wieder unguten Schwankungen unterliegt. Überall erheben die Trittbrettfahrer der Verharmlosung wieder ihre Stimme und leider finden sie auch wider jedes bessere Wissen damit Gehör.

Ich weiß daher, auf welch schmalem Grat ich im Verständnis mit der hier gewählten Kapitelüberschrift wandle – aber eines ist gewiss: Die Pole Illusion und Über-Ich stehen nicht für eine intellektuelle Spielerei, sondern für eine der vielen Krankheitssymptomatiken in der Depression. Die Krankheit konfrontiert uns mit Wesenszügen, die uns in gesunden Tagen unbekannt waren – diffuse Angst, Verzweiflung, Hoffnungslosigkeit sowie der Einbruch des Selbstwertgefühls. Einige davon mögen uns schon immer in geringer und damit unauffälliger Ausprägung wesensimmanent gewesen sein, andere dagegen verstören uns vollständig in ihrer Fremdartigkeit, so vor allem der Wunsch nach dem Suizid. Lebensbejahung vor der Krankheit, Lebensverneinung in der Krankheit. Das sind die Pole, zwischen denen sich das Leben in der Erinnerung auf der einen und in der Selbsterfahrung der Depression auf der anderen Seite abspielt.

Verschiedene Lebensmuster bergen von außen betrachtet den Keim zu einer Depression. Die Realität aber zeigt uns, dass die überwiegende Zahl der Menschen dadurch keineswegs krank wird. Voreilige Interpretationen von Ursache und Wirkung werden der Depression nicht gerecht. Auch die Entstehung der meisten Krebserkrankungen lässt sich im Einzelfall zwar exakt lokalisieren, nicht aber auch individuell als Lebenskonsequenz begründen.

Es gibt Menschen, die sich ein Leben lang nicht nur ihre Illusionen bewahren oder in einigen Lebensbereichen die Realität ausblenden und mit großer Konsequenz ihre Lebenslügen pflegen – und dennoch von alldem scheinbar vollkommen unbeeindruckt und ohne jede Einsicht irgendwann friedlich und mit sich selbst im Reinen sterben. Anderen dagegen fließen über den Katalysator Illusion besondere Kräfte, Disziplin und Ehrgeiz zu, weil sie meinen, sich ihren Lebenstraum – und sei er noch so illusionär – unbedingt erfüllen zu wollen. Auch ihr Ich widersteht über lange Lebensphasen allen Anfechtungen. Und trotz größter Niederlagen, trotz vieler Schicksalsschläge halten sie unbeirrt an ihrem Ziel fest – und erleben fast niemals eine Depression.

Auf der anderen Seite des Lebensspektrums stehen die, die sich nicht von ihrem Alter Ego, dem Über-Ich, befreien können. Mit »Über-Ich« meine ich hier nicht das von Freud aufgestellte Drei-Instanzen-Modell (vgl. *Das Ich und das Es*, veröffentlicht 1923), also das Über-Ich als moralische Instanz oder Gewissen, sondern ganz konkret das Ausleben spezifischer Erwartungen der Eltern, Großeltern oder sogenannter Vorbilder als dominantes Alter Ego. Wir charakterisieren diese Menschen dann mit den Worten: Der oder die ist nie erwachsen geworden, hat also keine wirkliche Individualität im Sinne von Anders- und Einzigartigkeit entwickelt. Töchter führen das Lebensabbild ihrer

Mütter, Söhne das ihrer Väter. Trotz aller Kuriosität – gleiche Sprachcharakteristika, gleiche Körperhaltung, gleiche Kleidung, gleiches Denken und gleiche Wertvorstellungen – leben auch diese Abziehbilder einer anderen Biografie oft vollkommen klaglos bis ans Ende ihrer Tage und unbeeindruckt von dieser so offensichtlichen Kopistenrolle. Auch wer im Bann nur eines Teil-Über-Ichs steht, also nur wenige eigene Wesenszüge nicht auslebt und sich nicht lossagt von scheinbar verbindlichen Lebensregeln, muss nicht zwangsläufig irgendwann als Folge so offensichtlich gelebter Widersprüche eine Depression erleben.

Von anderen Biografien könnte man meinen, dass sie geradezu zwangsläufig in die Depression führen müssten: schwere Schicksalsschläge, körperliche Deformationen, Lähmung, Seh- oder Sprachverlust. Diese Menschen finden trotz allen Leids einen Weg, ihr Dasein mit großer Intensität und Lebensglück zu akzeptieren – ohne jeden Anflug einer Depression.

Wieder andere stellen an einer gewissen Schwelle ihres Lebens fest, dass sie einer Illusion aufgesessen sind, dass Lebensanspruch und Lebensanlagen sich nur bedingt entsprechen und somit keine Zukunft bieten. Einige schaffen auf rationalem Weg die Korrektur und leben dann nach der Erkenntnis, die Leonardo da Vinci so formuliert hat: »Wer nicht kann, was er will, muss das wollen, was er kann. Denn das zu wollen, was er nicht kann, wäre töricht!« Da Vinci sagt nicht etwa »gefährlich«, sondern »töricht« und spielt damit auf unsere Entscheidungsfreiheit ebenso an wie darauf, dass unsere Handlungen nicht immer folgerichtig, sondern häufig einfach unbedacht, also töricht sind. Deshalb müssen sie noch lange nicht krank machen. Es ist aber auffällig, dass Lebensillusionen auch, aber nicht zwingend, in die Depression führen können, als wollte die Krankheit uns gleichsam auf Zeit eine biografische Lähmung auferlegen, die erst nach einer gewissen Lebenskorrektur wieder aufgehoben wird. Auch das ist eine Variante in der Depression, nicht aber zwingend die Folge einer vermeintlichen Kausalität.

Das gilt auch für das Auftreten einer Depression, wenn sich die Selbsterkenntnis irgendwann in einer seelischen Häutung zeigt, also in einem bewussten biografischen Akt eine Lossagung von bisherigen prägenden Vorbildern erfolgt. Auch hier erscheint die Depression so offensichtlich in der Gestalt eines Fingerzeiges – aber Vorsicht bei allzu schnellen Deutungsversuchen!

In allen Wissenschaften gibt es Phänomene mit ungewöhnlich langem Wahrheitsanspruch. So wurde die Entstehung des Magengeschwürs bis vor gar nicht langer Zeit als Folgeerscheinung einer zu hohen Magensäurekonzentration angesehen, bis sich die Erkenntnis durchsetzte, dass Magengeschwüre häufig Folge einer bakteriellen Infektion sind und folglich ganz anders behandelt werden müssen.

Solange also die Kausalität der Depression nicht wirklich eindeutig geklärt ist, sollten wir diese Krankheit weder über- noch unterbewerten. Wir sollten sie nicht dämonisieren und nicht bagatellisieren, sondern sie als das nehmen, was sie ist: ein häufig äußerst leidvoller Lebensabschnitt, den jedes Jahr viele tausend Menschen nicht überstehen: Sie töten sich aus Verzweiflung, aus Hoffnungslosigkeit oder weil sie ihren seelischen Schmerz nicht länger ertragen.

Wir neigen dazu – in der Wissenschaft wie im Alltag –, uns die Welt und ihre Zusammenhänge erklären zu wollen. Das Gehirn liebt keine Überraschungen, wie es in der Gedächtnisforschung heißt. Jeder von uns braucht ein gewisses Maß an Erfahrung, also Sicherheit, um im Leben bestehen zu können. Wo uns die Erfahrung des eigenen Erlebens noch fehlt, haben wir zum Glück noch unsere Instinkte, die uns davor bewahren, törichte Dinge zu tun. In welche Kategorie dabei die Depression einzuordnen ist, muss vorerst offen bleiben.

Ich habe mich nicht nur während der Depression über Jahre hinweg mit der Frage nach dem Warum gequält, ich habe auch und ebenso lange versucht, Zusammenhänge zu klären (Trauma?), um nicht vollständig die Orientierung zu verlieren und verrückt zu werden. Ich habe nach Schuld gesucht, bei mir und bei anderen, um irgendwann festzustellen, dass all diese Fragestellungen nicht weiterführen. So wie wir auf die Frage, warum wir an einem seltenen Krebs erkranken, keine schlüssige Antwort, also keine Erklärung geben können, so sind wir auch in der Depression zur Akzeptanz gezwungen. Es ist allein diese Akzeptanz, die uns in der Krankheit Zuversicht verleiht und die Selbstheilungskräfte mobilisiert. Hoffnung kann Berge versetzen, und die Hoffnung stirbt zuletzt. Nur wer sich selbst nicht aufgibt, kann dem Leben bis zum Schluss etwas abgewinnen. Vielleicht ist es sogar der einzige Weg, um am Ende mit sich selbst ins Reine zu kommen.

Dieser geradezu instinkthafte Lebenselan ist dem Depressionskranken versagt, so wie dem Komapatienten die Vielfalt der Wahrnehmung entgeht. Heute stellt sich mir daher die Frage nach dem Warum meiner Depression nicht mehr, oder besser: Ich überlasse sie der Wissenschaft und damit der Zukunft. Individuell aufgestellte Erklärungsmodelle gleichen für mich heute einer Selbsttherapie, die sich auf den Aberglauben beruft.

Gerade deshalb kann ich jeden, der sich in der Depression diesen Fragen nach dem Warum als immer wiederkehrende Gedankenschleife aussetzt, nur zu gut verstehen. Auch wer in der Schuldzuweisung Erleichterung sucht, wer meint, den Schmerzen in der Therapie nicht gewachsen zu sein, oder wer den Schutz im Alleinsein braucht, hat mein vollstes Verständnis. All das sind Phänomene der Depression, es ist das, was die Krankheit ausmacht. Aber es sollte nur eine Phase sein, eine Phase, die so notwendig ist wie der Schlafzustand in der Narkose während einer Operation.

Das Verharrenwollen in der Depression schließt eine Genesung aus. Es verspricht keine Besserung. Depression bringt keine Erkenntnis, sie kostet Erkenntnis. Erst wenn wir genesen sind, werden wir wieder am Leben teilhaben, Erkenntnisse sammeln können und – das Wichtigste – Lebensfreude entwickeln.

Wir mögen für uns selbst jeder Lebenserfahrung einen Sinn zuordnen. Vielleicht brauchen wir zur Lebenserhaltung instinktiv immer wieder einen solchen uns die Welt erklärenden Schritt. In der Depression selbst ist dabei Vorsicht geboten.

Die Depression ist ein Schicksalsschlag, dem wir uns in Demut und nicht in besserwisserischer Überheblichkeit der Deutungshoheit stellen sollten, als Patienten und als Therapeuten gleichermaßen. Über den Werkzeugkasten für die Behandlung der Depression – nicht der Deutung – verfügen allein die Ärzte und Therapeuten. Er ist gut bestückt. Die Seele lässt sich mit den vorhandenen Werkzeugen gut behandeln, sie können uns in kompetenter Hand vom furchtbaren Leid der Krankheit befreien – wir müssen es nur zulassen. Das Rezept heißt: Vertrauen in Selbstverantwortung.

Den Sinn des Lebens aber geben wir uns selbst – nicht die Depression!

Eigentherapie: Vorsicht, Grenzüberschreitung!

Die Depression hat – leider – auch im Verständnis der Patienten ihre unterschätzten Schattenseiten: Sie wird, obwohl als erschütternd, bedrohlich und zerstörerisch empfunden, immer wieder vom Kranken selbst bagatellisiert. Damit verhält sich der Betroffene ganz unbewusst nicht anders als der offensichtlich Drogenabhängige oder der Alkoholiker, der sich jeden Morgen erneut vornimmt, an diesem Tag nun wirklich keinen Alkohol anrühren zu wollen. Um Sucht und Abhängigkeit zu definieren, gib es eindeutige Parameter, und jeder, der sich in der Selbstwahrnehmung nichts vormacht, weiß um die Grenze zwischen Genuss und Sucht. Ein einfacher Selbsttest gibt die eindeutige Antwort: Wer sich in seinem gewohnten Alltagsrhythmus vornimmt, die nächste Woche einmal keinen Alkohol zu trinken, und dieses Selbstversprechen immer wieder durchbricht, muss sich eingestehen, dass er ein Opfer seiner Sucht und damit abhängig ist. Ob als weicher »Schokoladiker« oder harter Drogenkonsument, ist dabei unerheblich. Sucht bleibt Sucht.

Von der Einsicht in das eigene Suchtverhalten bis zur Absicht zur Abstinenz ist der Weg sehr weit und immer wieder von den Nebeln der Gewöhnung und des Selbstbetruges umwölkt. Richtungweisend, um einen solchen selbstzerstörerischen Lebensweg zu ändern, ist im Extremfall erst das Schockerlebnis der tödlichen Bedrohung: der Lungenkrebs beim exzessiven Raucher oder die allein lebensrettende Lebertransplantation für den Alkoholiker. Unsere Gesellschaft ist noch immer sehr nachsichtig im Umgang mit Menschen, die sich wissentlich selbst zerstören, als wollte sie sich eingestehen, dass wir alle längst irgendwie abhängig und gefährdet sind, wir uns also zu Recht und geradezu folgerichtig so benebelt und vollkommen irrational solidarisch verhalten. Es ist ein kollektives Ausblenden der Pflicht zur Selbstverantwortung. Statt die reinigende innere Beichte der Selbstbezichtigung abzulegen, wählen wir lieber den kürzeren Weg der fortgesetzten Selbstnarkotisierung, auch wenn es sich dabei nur um gelegentliche und scheinbar ungefährliche Anfälle von Kaufrausch handelt. Dass eine Ladenkette mit diesem Namen besonders großen wirtschaftlichen Erfolg hat, zeigt, wie wenig uns der einst stigmatisierte Begriff Rausch noch irritiert: Das verbale Stoppschild verliert seine Bedeutung, ebenso wie das russische Roulette in der Selbstüberschätzung die tödliche Gefahr der Kugel negiert: Synonyme einer schleichend akzeptierten gesellschaftlichen Suizidalität?

Ist das nicht etwas übertrieben? Ich denke, nein. Ähnlich der sich selbst rechtfertigenden Verharmlosung in der Sucht gibt es auch das mich immer wieder verblüffende Verhalten depressiv Erkrankter, die trotz furchtbaren Leidendrucks oft über Jahre an der Überzeugung festhalten, dass man das Blut einer schwer verletzten Seele auch mit einem Pflaster aus der häuslichen Apotheke stillen könnte. Das Spektrum der Abwehr – und der Ausreden – reicht dabei von der totalen Therapieverweigerung bis zur ignoranten Besserwisserei gegenüber jedweder medikamentösen Behandlung. Das geht von »Keine Chemie für meinen Körper« über den hartnäckigen Mythos, dass Medikamente in der Depressionsbehandlung das Wesen des Patienten verändern, bis zum uneinsichtigen Beharren, dass man einer Depression ja wohl auch allein Herr werden kann! Es gibt viele Gründe für ein solches Verhalten, und die Hintergründe reichen von der Selbstüberschätzung bis zur Uneinsichtigkeit, vom Vorurteil bis zum Selbstbetrug und von der Angst vor der Wahrheit bis zur totalen Verdrängung.

Nicht anders verhält sich der Suchtkranke. Aber die Motive unterscheiden sich grundsätzlich. Der Abhängige will seinen Zustand bagatellisieren und verschiebt die Lebenskorrektur immer wieder von Neuem auf die Zukunft. Der Depressionskranke dagegen wehrt aus anderen Gründen ab: Es ist bei ihm die Angst vor der plötzlich einsetzenden eigenen Fremdartigkeit. Wir finden diese Irrationalität im Umgang mit vielen Krankheiten. Stets dominiert das Angstverhalten, dass sich der so lieb gewonnene (gefahrlose) Ablauf des gewohnten Lebens ändern könnte. Wir versuchen das Alter zu negieren und wir sträuben uns gegen die mögliche Erschütterung einer unser Leben verändernden Diagnose. All das ist nur zu verständlich – aber es birgt eben auch die Gefahr, dass wir bei einer negierten Selbstverantwortung für unsere Gesundheit später irgendwann den hohen Preis einer schweren Krankheit zahlen müssen.

Die Depression umgibt auch weiterhin der Ungeist der verweigerten Krankheitsakzeptanz. Die Dominanz in der öffentlichen Wahrnehmung, dass die Depression doch nun wirklich keine Krankheit, sondern allein eine uns doch allen so vertraute schlechte Stimmung sei, bestimmt weiterhin die Selbstwahrnehmung des Kranken ebenso wie die Wahrnehmung seiner ganz vertrauten, engen Umgebung. Trotz aller Informationskampagnen halten sich die Vorurteile gegenüber der Krankheit Depression hartnäckig. Der eigene Zustand wird verharmlost und nur zu oft verschleiert, um nicht allzu sehr in den Fokus der skeptischen Beobachter zu geraten – in der eigenen Familie, im Freundeskreis oder am Arbeitsplatz.

Eigentherapie ist dann oft das allein akzeptierte Mittel der Behandlung, weil der Betroffene glaubt, sich vielleicht doch nicht über seinen wahren Zustand outen zu müssen. Das ist nur zu verständlich. Aber es ist ein Irrweg, der Irrweg in ein langes, schleichendes und sich immer mehr selbstverstärkendes Leiden in der Depression.

Die Fremdartigkeit einer Krebserkrankung im eigenen Körper müssen wir akzeptieren, so verzweifelt wir auch auf die diagnostischen Befunde reagieren. Und dem Leben bewahrenden Behandlungskonzept im Frühstadium der Erkrankung widersetzt sich kaum jemand. Es gibt in einer solchen Situation für die meisten Patienten keinen gefühlten Widerstand und noch weniger einen des Vorurteils. Selbstverantwortung verliert hier plötzlich die Dimension des Moralischen, jetzt steht der Selbsterhaltungstrieb im Mittelpunkt des eigenen Handelns: leben wollen, bitte nicht sterben müssen. Ab jetzt sollen bitte, bitte die anderen, die Ärzte, die Verantwortung für mein Leben übernehmen. Gegen den Krebs bin ich allein doch vollkommen machtlos!

Die Depression dagegen ist geprägt durch das Krankheitscharakteristikum des Tot-sein-Wollens – es ist ein Tot-sein-Wollen als Erlösungswunsch vom unerträglichen Leiden der Krankheit. Das ist eine vollkommen andere Ausgangssituation für die Behandlung in der Depression. Dem Suchtkranken können wir den Spiegel der verweigerten Selbstverantwortung und seinen unnötigen Weg in die ganz offenbar selbst gewählte Lebensverweigerung vorwerfen. Den Depressionskranken dagegen wirft die Krankheit vollkommen ungerichtet in gänzlich unverstandene Abgründe, deren Schrecken er sich nur durch Suizid entziehen zu können glaubt – oder eine andere Form der Lebensverweigerung.

Depression und Lebensverweigerung sind Synonyme. Wer aber nicht mehr leben will, der wird auch keine Verantwortung für sein Leben übernehmen. Im Gegenteil, wenn die Gedanken erst einmal um die Möglichkeit des Suizids kreisen, können wir nicht mehr von einer Selbstverantwortung dem Leben gegenüber ausgehen. Auch wenn sich der Kranke anfangs mit einer Eigentherapie zu helfen sucht und vielleicht sogar noch den Impuls verspürt, irgendwann wieder gesund werden zu wollen, so kann davon in einem fortgeschrittenen Krankheitsstadium keine Rede mehr sein. Der Suchtkranke ergeht sich in Ausflüchte, weil er die Kontrolle über seine Selbstverantwortung verloren hat oder diese bewusst negiert. Der Depressionskranke dagegen leidet an der sich immer mehr verflüchtigenden Selbstverantwortung. Sie gerät in der Verzweiflung gänzlich aus dem Blickfeld, weil das Leben dem Kranken nichts mehr zu bieten hat – es entzieht sich mehr und mehr seinem Zugriff.

Für den Umgang mit der Eigentherapie bedeutet dies, dass die Selbsterfahrung bei ersten sich abzeichnenden Gedanken von Überdruss und nicht mehr beherrschbarer Hoffnungslosigkeit das entscheidende Alarmsignal darstellt, sofort kompetente Hilfe beim Hausarzt und dann bei einem Psychiater oder Therapeuten zu suchen. Appelle an die Selbstverantwortung erreichen den Kranken irgendwann nicht mehr, sie lösen nicht mehr das Reflektieren der eigenen Situation aus, sondern beschleunigen eher die eigene Lebensverweigerung. So wie der halbseitig gelähmte Schlaganfallpatient nicht mehr selbst mit dem eigenen Auto ins Krankenhaus fahren kann, so dürfen wir von einem schwer Depressionskranken keine Selbstverantwortung verlangen, weil sein Lebenselan, sein Ich, gelähmt ist.

An dieser Stelle des eigenen biografischen Erlebens in der Depression gleicht der Kranke einem Patienten mit unheilvollen Blutwerten: Ab jetzt kann das Zuwarten, das Hoffen auf die Wirkung eigentherapeutischer Maßnahmen lebensgefährlich werden. Bei körperlichen Erkrankungen nehmen wir die Alarmsignale wesentlich früher wahr und wir nehmen sie früher ernst, als das bei Symptomen der Depression der Fall ist. Hier hält so mancher aus Unkenntnis oder Scham an der Eigentherapie fest, dem im Falle der Krankheitseinsicht schnell und nachhaltig geholfen werden könnte.

Die Eigentherapie darf nur den Status einer Selbstbeobachtung darstellen. Zeichnet sich ein Lebensüberdruss ab, verliert der Kranke jedwede Bremse der Selbstverantwortung – aber auch der Verantwortung und der Rücksicht auf seine Mitwelt. Das zeigt sich immer wieder in den Suiziden, die anderen Menschen das unendliche Leid des Traumas zufügen: Lokführer, die ihren Zug nicht rechtzeitig abbremsen können und den selbst gewählten Tod eines Menschen mit ansehen müssen, oder Angehörige, die die zeichenhafte Selbsttötung eines Familienmitglieds miterleben müssen. Natürlich gibt es die bewusst grausame Todesart, die ein letztes Racheverlangen befriedigen soll. Aber das ist eher die Ausnahme in der Depression. Viel häufiger dagegen ist der Spontanentschluss zur Selbsttötung: Es soll jetzt und sofort alles zu Ende sein, ich halte es keine Sekunde mehr aus. In einer solchen Situation fehlt dem Suizidenten jede Verantwortung gegenüber anderen. Dann ist es für die Angehörigen oft besonders schwer, mit einem so offensichtlich rücksichtslosen Tötungsakt fertig zu werden. Manchen gelingt dies nie.

So schwer es für unser Verständnis auch sein mag: Wir müssen akzeptieren, dass das vollständige Fehlen von Selbstverantwortung das zermürbende und zentrale Charakteristikum der Depression ist. In der Depression brechen alle moralischen und religiösen Schranken und erlernten Verpflichtungen zusammen. Dazu gehört auch die so offensichtliche Rücksichtslosigkeit der Selbsttötung. Wir dürfen dem kranken und verzweifelten Menschen für sein finales Verhalten keinen Vorwurf machen. Die Krankheit Depression bedeutet nichts anderes als eine Immunschwäche der Seele – das Ich zerstört sich unaufhaltsam selbst.

So und nicht anders verläuft eine Depression. Aber das bedeutet nicht automatisch auch ein absehbares Ende: Nur wer sich der Krankheit stellt und rechtzeitig die Verantwortung für die eigene Genesung in kompetente ärztliche Hände gibt, hat auch die Chance, den Fängen der Depression wieder zu entkommen. Dass die Erfolgserlebnisse in der Depressionsbehandlung nicht gerade ermutigend sind, ist nicht Abbild ärztlicher Inkompetenz, sondern auch Folge mangelnder Krankheitseinsicht bei den Patienten selbst. Erst wenn wir in der öffentlichen Wahrnehmung die Depression als Krankheit wirklich akzeptieren, genauso wie den akuten Schlaganfall, wird sich auch die Erfolgsbilanz in der Behandlung nachhaltig verbessern.

Sport ist keine Therapie – aber wichtig

Während vieler Jahre meiner Krankheit und auch danach bin ich fast täglich gejoggt. Als ich 2002 in meinem ersten Buch zum Thema Depression *Das heimatlose Ich* von den hilfreichen Erfahrungen des Laufens schrieb, wurden meine Schilderungen als Laienmeinung ohne jede Relevanz abgetan. Ich musste mir sogar vorwerfen lassen, ich würde mit meinen Empfehlungen im geschützten Gebiet der Psychologen und Psychiater wildern. Das war gar nicht meine Absicht. Ich wollte vielmehr allein die positive Botschaft ausdrücken, dass für mich der Laufsport im Rahmen meiner Behandlung – eine Gesprächstherapie – sehr hilfreich war. Heute, nur wenige Jahre später, ist in jedem Buch zum Thema Depression, in jedem Fach- und Zeitungsartikel zu lesen, dass das Laufen der Depression vorbeugen kann, dass Laufen die Symptome der Depression lindert und sogar, dass Laufen die Depression zum Abklingen bringen kann. Plötzlich wird Sport in den Medien zum Allheilmittel gegen Depression ebenso wie gegen das Altern und sogar zur Verjüngung des Körpers bemüht.

Diese undifferenzierte Sicht wird nicht nur vielen akut an Depression Leidenden nicht gerecht, sie kann im schlimmsten Falle sogar schaden. Die pauschale Empfehlung eines Therapeuten, in der Depression Sport zu treiben – Sport wird Ihnen helfen! –, kann mitunter mehr Unheil anrichten als therapeutisch sinnvoll sein. Ebenso folgenreich kann die Bemerkung sein, dass ein Kranker, der noch nicht einmal Sport treiben mag, auch nicht gesund werden kann.

Wer der Krankheit Depression skeptisch gegenübersteht oder ihr gar den Krankheitsstatus abspricht – diese Ignoranten sind leider noch immer zahlreich! –, unterschätzt die Komplexität, die eine Depression bedeutet.

Treibt Sport, esst Obst und Gemüse, Fisch, aber wenig Fleisch, und esst vor allem nicht zu viel. Das alles sind vollkommen richtige Empfehlungen, die uns guttun, unserer Gesundheit nicht schaden und das Wohlbefinden insgesamt befördern. Warum aber soll Sport, hier also das Laufen, in der Depression plötzlich so hilfreich sein, wo doch die meisten Patienten, die wegen Depressionen den Arzt aufsuchen, zuerst einmal krankgeschrieben werden: »Sie brauchen jetzt viel Ruhe!«?

Sport kann in der Depression helfen, er muss es aber nicht, unabhängig von allen physiologischen Vorgängen, die den Organismus zweifelsfrei positiv beeinflussen. Wann also kann die Empfehlung, Sport zu treiben, richtig sein? Dann, und nur dann, wenn die Empfehlung zu einem Zeitpunkt gegeben wird, an dem sie keine negativen Reaktionen hervorruft. Wenn das Gegenüber des Therapeuten mit sichtbarem Unverständnis oder auch gar nicht reagiert, sondern durch trauriges Schweigen seiner Verachtung Luft zu machen versucht, dann war Sport in dieser Situation die falsche, gefährlich unpassende Empfehlung. Warum? In der Depression sind nahezu alle körperlichen Aktivitäten stark eingeschränkt, jede physische Belastung wird als unerträglich empfunden, jede intellektuelle Anforderung als lebensbedrohend. Der Lebenselan, unser seelisch-physischer Motor, läuft nur noch niedertourig mit sehr schwacher Leistung. Jede Steigung kann das Aus bedeuten. In der Depression wollen wir den Motor am liebsten ganz abschalten.

Sport bewirkt nicht sofort positive Effekte, sondern hat eine gewisse Wirklatenz, das heißt nichts anderes als wochenlange physische Quälerei, ehe sich die ersten Erfolge einstellen und uns der Körper signalisiert: Das tut mir gut! In der Depression aber wollen wir keine langen Wartezeiten, wir wollen keinen Wechsel auf die Zukunft ausstellen, dazu fehlt es an Zuversicht und auch an Geduld.

Ich habe über Jahre in meiner Therapie im häuslichen Umfeld immer dann besonders gelitten, wenn mir eine körperliche Arbeit abverlangt wurde: Rasen mähen, Gartenmöbel säubern, Hecke schneiden. Physisch war ich zu diesen Arbeiten durchaus in der Lage, aber ich empfand es als Missachtung meiner Krankheit gegenüber, wenn ich solche Dinge tun sollte. Wenn er schon nicht arbeitet und ohnehin zu Hause ist, dann kann er auch einmal den Rasen mähen, das kann doch nicht zu viel verlangt sein! Erinnere ich mich an diese Zeit zurück, dann hätte ich gern die Kraft gehabt, mit einem Wutausbruch auf diese von mir empfundenen Zumutungen zu reagieren. Ich hätte am liebsten laut hinaus geschrien: Ich kann nicht, versteht ihr mich denn nicht? Warum quält ihr mich so?

Mein engster Kreis reagierte damals mit so viel Unverständnis, so viel Ungeduld und Desinteresse, dass ich an seiner Zuneigung zu zweifeln begann. Dass sich neben aller Ignoranz in diesem Unverständnis auch die Hilflosigkeit der Gesunden im Umgang mit der oft eigenartig empfundenen Symptomatik eines depressiven Menschen zeigte, konnte und mochte ich in meiner Krankheit nicht wahrnehmen. Der seelisch robuste Gesunde kann kaum verstehen, dass wir in der Depression äußerst empfindlich gegenüber einer unerwünschten seelischen Berührung sind, dass jedes falsche Wort schmerzt. Jede als unpassend empfundene Geste lässt uns noch weiter in die Verzweiflung abrutschen. Ich habe damals so oft gedacht: Wird mir denn gar keine Würde zugestanden, bin ich gar nur noch ein Gebrauchsgegenstand ohne besonderen Nutzwert?

Wer an Depressionen leidet, ist äußerst schmerzempfindlich, aber die Kategorien dieser Empfindlichkeit sind nicht eindeutig. Was den einen innerlich vor Schmerz aufschreien lässt, ist für den anderen gar nicht wahrnehmbar. Irgendwann habe ich Schutz vor allen seelisch schmerzhaften Angriffen in der Isolation gesucht. Ich habe andere Menschen nicht mehr ertragen und mich ganz auf mich selbst zurückgezogen. Weitere und von anderen nicht bemerkte Verletzungen wollte ich nicht länger aushalten. Vor dieser selbstgestellten Falle der Abschottung hat mich niemand gewarnt, ich war ganz auf mich allein gestellt. Aber ich weiß genau, dass eine Empfehlung, ich solle doch einmal Sport treiben, mein Vertrauen in die Welt der psychotherapeutischen Behandlung zu diesem Zeitpunkt endgültig zerstört hätte. Sie ist glücklicherweise auch nicht erfolgt.

Natürlich war der selbst gewählte Weg in die Isolation ebenso gefährlich wie eine unpassende Empfehlung. Was habe ich mir in dieser Situation vom Alleinsein versprochen, warum glaubte ich, dass ich andere Menschen nicht mehr aushalten könnte? Heute weiß ich die Antwort: Ich konnte äußere Reize – Stimmen, Geräusche, das Angesprochenwerden, aber auch eine zu große Stille oder bewegte Bilder – nicht ertragen, weil mir die Antwortmuster fehlten. Ich hatte den Umgang mit der Welt verlernt, besser: Die Depression hatte mich so weit verändert, dass mir selbst einfachste Denkmuster schwerfielen, dass ich meinen Gefühlen nicht mehr trauen konnte, mir selbst nicht mehr trauen mochte. Ich habe damals für einige Zeit die Sprache verloren. Später habe ich gestottert und mich vor jeder Entblößung, die Sprache mit sich gebracht hätte, gefürchtet. Das war der Endpunkt der selbst gewählten Isolation.

Wir wissen heute, dass die Hirnleistung im Alter besonders schnell nachlässt, wenn die Menschen schwerhörig werden. Viele verweigern aus Eitelkeit ein Hörgerät und merken nicht, dass sie in eine hier selbst gewählte Isolation geraten und nicht mehr adäquat auf ihre Umwelt reagieren. In der Depression ist es ähnlich. Je weniger das Gehirn gefordert wird, desto weniger arbeitet es. Leonardo da Vinci hat eine Formulierung gewählt, die auch auf den geistig-seelischen Zustand in der Depression zutrifft: »So wie das Eisen außer Gebrauch rostet und das still stehende Wasser verdirbt oder bei Kälte gefriert, so verkommt der Geist ohne Übung.« Ohne Übung verfällt der Geist. Weil der Kranke dies spürt und doch kaum etwas dagegensetzen kann, ist die nachlassende Kraft des eigenen Gehirns der zentrale Punkt in der Depression, vor dem der Erkrankte am meisten Angst hat: Ich werde verrückt.

Diese absolute Fragilität müssen wir als Ausgangspunkt in der Behandlung der Depression begreifen. Es gilt zunächst, jeden Schmerz zu vermeiden, jedes zu laute Wort – auch im übertragenen Sinne – und vor allem jede Überforderung, geistig ebenso wie seelisch-emotional oder physisch. Darüber hinaus ist die Depression mit äußerster Ungeduld verbunden, jedes Relativieren (»Es geht doch heute schon besser!«) kann einen Rückfall in die tiefste Hoffnungslosigkeit bedeuten.

Jede schwere Erkrankung wirft uns aus der gewohnten Bahn. Das ist bei der Depression nicht anders. Die Einbeziehung sportlicher Aktivität kann bei vielen Erkrankungen zur Erholung der physischen und geistigen Leistungsfähigkeit ebenso beitragen wie zur emotionalen Stabilisierung. Heute weiß man, dass sich vor allem auch betagte Menschen nach einer Krebsoperation wieder schneller und nachhaltiger erholen, wenn sie mehrfach täglich kleine, wohldosierte Einheiten von körperlicher Bewegung oder leichtem Sport absolvieren.

Auch bei der Depressionsbehandlung versucht man, in der Empfehlung zum Sport dessen positive Aspekte gebündelt anzuwenden: physische Kräfte stärken, Wege aus der Isolation ermöglichen und über das eines Tages einsetzende emotionale Wohlgefühl auch die geistige Leistungsfähigkeit wieder anregen. Bei anderen Erkrankungen ist die physiotherapeutische oder sportliche Betätigung ein selbstverständlicher Pflichtbaustein in der Behandlung: Wer sich einen Knochen gebrochen hat, muss die Muskeln und Gelenke gezielt und bald wieder trainieren, wenn keine dauerhafte Beeinträchtigung zurückbleiben soll. Bei der Depressionsbehandlung ist der richtige Moment zum Einsatz von Sport schwieriger zu bestimmen. Dem Therapeuten obliegt die erfahrene und empathisch-verständnisvolle Entscheidung, zu welchem individuellen Zeitpunkt der Kranke an einer solchen Empfehlung nicht noch mehr verzweifelt, sondern sich durch diese Herausforderung wieder stärken kann.

Sport ist – ich kann es nicht oft genug sagen – eine Reha-Maßnahme und in keiner Weise eine wirksame Akuttherapie, die dem Kranken sofort nützt. Und der Patient hat zunächst nur einen einzigen Wunsch: Helft mir – schnell! Dann bin ich zu allem bereit, was mich gesund macht. Den dazu notwendigen Anteil an Eigenaktivität (das Ich-Management) kann ich aber erst aufbringen, wenn ich mich seelisch schmerzfrei oder auch nur fast schmerzfrei bewegen kann. Das heißt nichts anderes, als dass der Depressionskranke in einen Zustand versetzt werden möchte und muss, in dem er überhaupt Sport akzeptieren kann und Sport nicht als therapeutisch unsensible Affrontmaßnahme versteht.

Sport kann nur einer von vielen Bausteinen im Rahmen der Depressionsbehandlung sein, einer, der äußerst behutsam verordnet werden muss. Nur wenn Therapieempfehlung und Patientenakzeptanz zusammenklingen, wird Sport – welcher auch immer – den Heilungseffekt bewirken, den wir ihm zu Recht zuschreiben.

Sobald der Patient wieder einigermaßen stabil ist, kann Sport, vor allem Ausdauersport wie Laufen oder Radfahren in der Natur, die ein breites Spektrum an optischen und akustischen Reizen bieten, zu Heilungserfolgen nicht nur beitragen. Nein, Sport im weitesten Sinne wird dann vielleicht sogar zur Erhaltungsdroge der eigenen Gesundheit und des langfristigen Wohlbefindens.

Aus der Depression führen verschiedene Wege zur Genesung und zum Lebensglück. Sport ist nur einer und er passt als Rezept nicht immer. Auch der Begriff Sport hat unendlich viele Facetten – die richtige, die Genesung fördernde Art zu verschreiben, ist eine hohe Kunst. Sport ist eine prägende physische Selbsterfahrung – in den Erfolgen ebenso wie in den persönlichen Niederlagen. Wer die Depression überstanden hat, wird Ähnliches erlebt haben.

Wir neigen dazu, uns in der Depression zu wenig abzuverlangen, weil wir den Rückfall fürchten. Wir müssen erst wieder lernen, dass Reizarmut gefährlich ist, ein Übermaß an Reizen aber auch. Sport hat hier in der Vermittlung eine wichtige Funktion: Wer sich irgendwann wieder traut, zu Hause oder in der Natur Sport zu treiben, signalisiert damit, dass er wieder auf die Welt zugehen möchte. Das Abkapseln soll vorbei sein! Ich habe meine ersten Laufversuche nach einem Krankenhausaufenthalt nur abends im Dunkeln gemacht. Ich wollte noch nicht wirklich wieder andere Menschen sehen, und schon gar nicht wollte ich gesehen werden. Nach und nach kehrte der Lebensmut zurück und damit auch die Fähigkeit, wieder Außenreize adäquat zu verarbeiten. Die Verbesserung der Physis durch Sport ist also nur ein Aspekt im Rahmen der Therapie. Für mich war der Rehabilitationsfaktor, mich wieder in der Welt zurechtfinden zu wollen, mindestens ebenso wichtig. Beim Laufen konnte ich austesten, was ich mir an Belastung – physisch wie seelisch – zumuten durfte, ohne wieder in Hoffnungslosigkeit und Verzweiflung abzurutschen. Mir hat das Alleinsein mit mir selbst in der Genesung gutgetan, andere fühlen sich in einer Gemeinschaft, die zusammen Sport machen möchte, wohler.

Für den Erfolg eines gekonnten Ich-Managements ist nicht die Sportart wichtig, sondern der ganz individuell ausprobierte Mix aus Belastung, Erholung und Akzeptanz. Ich vergleiche diese Phase der Genesung gern mit der Situation eines Unfallopfers, das sich beide Beine gebrochen hat. Nach langer Heilungsphase wird es irgendwann wieder lernen müssen zu gehen. Wenn jetzt die Krücken und Gehhilfen nicht exakt auf den Patienten eingestellt sind, wird es zu Fehlstellungen der Beine kommen. Mehr als Krücken für den Beinverletzten kann auch der Sport für den Depressionskranken nicht sein. Auch dürfen wir keine Wunder erwarten. Wenn der Sport aber irgendwann als Lebenselixier akzeptiert ist, also das Maß stimmt, dann können wir sicher sein, dass die Depression leichter zu überwinden ist.

Sport ist neben seiner therapeutischen Funktion auch ein probates Mittel, um einem Rückfall in die Depression vorzubeugen. Die eigene Körpererfahrung und das Wissen, wie reagiere ich wann, vor allem auch in seelischen Krisensituationen, verleihen uns nicht nur das »Gegengift« zur drohenden Depression, sondern bieten auch ein ganz spezifisches Warnsystem, das auf die Gefahr der Depression hinweist – wie ein körpereigenes Alarmsystem.

Den Anstoß zu regelmäßigem Sport muss in der Depression oft der behandelnde Therapeut geben. Sein Können und seine Empathie entscheiden über den geeigneten Zeitpunkt und die Dosierung, die er dem in der Krankheit gefangenen und skeptischen Patienten empfehlen wird. In der akuten Behandlung wird man sich als Kranker mit diesen Entscheidungen der Kompetenz eines professionellen Gegenübers anvertrauen wollen und müssen, weil man sie selber gar nicht treffen kann. Kehren Lebenswille und innere Stärke zurück, so liegt es in der eigenen Verantwortung – dem Ich-Management –, daran festzuhalten und die positiven Langzeiteffekte zu nutzen und ihre Erfahrung als Bollwerk gegen die immer wieder anrollenden Wellen der Depression zu verwenden.

Psychopharmaka – Fluch oder Segen?

Psychopharmaka haben einen für mich aus langer Krankheitserfahrung eindeutigen Fokus: Sie bieten Entlastung im Leid, Entlastung im Schmerz, Entlastung in der Hoffnungslosigkeit, Entlastung auf dem Weg zur Genesung.

Ich habe nicht immer so gedacht, weil ich zuerst einmal die Gründe für meine Depression erfahren wollte. Und die lagen nach gängiger Lehrmeinung natürlich in meiner psychosozialen Vergangenheit – wenn nicht sogar schon in den ersten Negativerfahrungen im Mutterleib, so der behandelnde Psychologe. Heute, nach so vielen Gesprächen mit Menschen, die unter Depressionen leiden, hat sich meine Einschätzung grundlegend geändert. Und das nicht nur wegen einer äußerst interessanten Selbsterfahrung.

Vor einiger Zeit hatte ich ein kleines gesundheitliches Problem, das ich nur mit der Notaufnahme des Krankenhauses lösen konnte – morgens um 4.30 Uhr. Plötzlich hatte ich starke stechende Schmerzen im linken Fuß. Hatte ich mich beim Laufen verletzt, hatte ich mich mit dem Fuß irgendwo gestoßen, war ich aus dem Bett gefallen? Ich konnte mir den Schmerz nicht erklären, habe aber in meiner Not den behandelnden Arzt in der Notaufnahme angerufen, der glücklicherweise noch im Dienst war und mir mit sicherer Stimme sagte: Haben Sie in Ihrer Hausapotheke eine Schmerztablette, dann nehmen Sie die jetzt sofort, und in einer Stunde werden Sie schmerzfrei sein. Genau so war es. Um 6.00 Uhr lag ich erleichtert wieder im eigenen Bett. Eine einzige Tablette hatte mich nicht nur von den unangenehmen Schmerzen befreit, sie hatte mir auch die Angst genommen, dass ich vielleicht doch ein ernsteres gesundheitliches Problem haben könnte. Der Arzt hatte mir in wenigen Worten den Zusammenhang zwischen dem Ausgangsphänomen und dem Wirkmechanismus des Medikamentes so schlüssig erklärt, dass keine Fragen offenblieben.

Bei jeder schweren Erkrankung begeben wir uns nur zu gern in die kompetenten Hände der Ärzte, weil wir uns schnell und nachhaltig Linderung von unseren Leiden erhoffen, weil wir die Krankheit überwinden und gesund werden wollen. Die Entscheidung, ob und welche Medikamente der Arzt einsetzt, um das Krankheitsgeschehen aufzuhalten und den Heilungsprozess zu befördern, überlassen wir ganz selbstverständlich der Kompetenz des Ärzteteams. Natürlich wollen wir wissen, warum dieses oder jenes Medikament eingesetzt werden soll, ob es Nebenwirkungen geben oder gar den Organismus schädigen wird. Gemeinsam werden Arzt und Patient abwägen, ob im Sinne der Heilung eventuell auch kurzfristig weitere Beeinträchtigungen in Kauf genommen werden sollen.

Vielleicht werden wir uns eines Tages im Alter gegen lebensverlängernde Maßnahmen mit Medikamenten entscheiden, aber wohl kaum gegen lebenserhaltende und kurierende Maßnahmen. Die Extremvorstellungen religiöser Exzentriker, die den Heilungsprozess allein den überirdischen Mächten anheimgeben, lasse ich hier beiseite, weil die Erfolge der medizinischen Entwicklung eindeutig sind. Wer sich dennoch, weil er auf jede ärztliche Hilfe verzichtet, auf eine Lebenserwartung wie vor 200 Jahren einlässt, muss das als erwachsener Mensch selbst verantworten.

Im Umgang mit der Depression sind die Betroffenen zwar nur selten so extrem in ihrer Haltung wie manche religiösen Fundamentalisten, aber ihre Einstellung gegenüber einer medikamentösen Behandlung folgt häufig ebenso irrationalen Mustern. Auch wenn seit Jahren von engagierten Institutionen wie dem Kompetenznetz Depression und Suizidalität, dem Bündnis gegen Depression und der Deutschen Depressionshilfe, von

Ärzten und Therapeuten in Kliniken und Praxen alles getan wird, um Vorurteilen und Falschinformationen entgegenzuwirken, so halten sich dennoch nachhaltig Vorstellungen, dass die Behandlung psychischer Erkrankungen mit Medikamenten die Persönlichkeit verändere und vor allem, dass sie körperlich abhängig mache wie Drogen. Diese Vorurteile sind seit Langem durch wissenschaftliche Studien ebenso widerlegt wie durch die positiven Erfahrungen Tausender Patienten. Und dennoch halten sich die Vorbehalte gegen Psychopharmaka hartnäckig – auch bei Menschen, die schon seit Jahren unter ihren Depressionen leiden.

Mitunter vermengen sich in der Ablehnung, seinen Körper der »Chemie« auszusetzen, eine diffuse Skepsis oder auch eine konkrete Kritik gegenüber der Pharmaindustrie mit sehr populären und mit allein auf sanfte Naturkräfte setzenden esoterischen Neigungen. Angehörige versuchen Kranke dahin gehend zu überreden, doch bitte ihre Seele nicht künstlichen Substanzen auszusetzen, nur weil sie auf dem Beipackzettel eines Medikamentes sich genau in die Passagen vertieft haben, die vor den ganz seltenen Nebenwirkungen oder Folgen der Behandlung warnen. Dass diese Warnhinweise häufig allein juristischen Belangen dienen, um eventuelle Schadenersatzansprüche abzuwehren, wird dabei nur zu gern übersehen.

Worin liegt diese Abwehr? Für mich hat sie den unheilvollen Hintergrund, dass die Gegner einer medikamentösen Therapie den Schweregrad der Depression nicht wahrhaben oder ihn gar negieren wollen. Der Patient, der Kranke, ist in der Depression in einer gewissen Ohnmacht gefangen, er ist auf der einen Seite begierig zu hören, dass doch alles nicht so schlimm sei, er möchte auf der anderen Seite aber ebenso sehnsuchtsvoll hören, dass es therapeutische Möglichkeiten gibt, der Depression entgegenzuwirken. Wendet er sich in seinem eigenen Krankheitsverständnis oder in dem seines Hausarztes an einen Psychologen, ist der Weg ohne Medikamente vorgegeben – Psychologen dürfen wie schon ausgeführt keine Medikamente verschreiben. Werden die Patienten auch noch in der Einschätzung bestätigt, dass die Ursache der Depression in ihrer eigenen Biografie liegt, werden sie sich kaum gegen diesen Weg wehren können: In der Depression fehlt jede Kraft zum Widerspruch. Damit kann – natürlich muss es nicht so sein – der Patient zum Spielball des Therapeuten werden. Wird er von Angehörigen in der Überzeugung animiert, dass nur der »weiche« Behandlungsweg ohne jede Medikamente zum Erfolg führen werde, kann sich die Therapie auch lange hinziehen. Behandlungszeiten, ehrlicher formuliert: Betreuungszeiten in der Selbstfindung über viele Jahre sehe ich heute als Parallelleben an. Den Krankheitsstatus spreche ich all denen ab, die allein eine Selbstbestätigung ihrer Ich-Wahrnehmung suchen oder eine ganz neue Ich-Bestimmung vornehmen wollen, weil sie mit der gegenwärtigen nicht zufrieden sind. Das ist ein Wellnessprogramm mit kosmetischer Wirkung, jedoch keine wirkliche Therapie unter Leidensdruck.

Aber auch Kranke, die furchtbar unter ihrer Depression leiden, wehren sich häufig gegen Medikamente. Sind sie Opfer ihrer Vorurteile, sind sie gefangen in der Vorstellung, dass sich die Depression doch irgendwie verflüchtigen wird, oder haben sie ihren Status als Kranke akzeptiert und leisten keine Gegenwehr mehr?

Wer nach einer Bruchverletzung die verordnete Physiotherapie verweigert, wird vom verantwortlichen Chirurg oder Orthopäden umgehend auf die Konsequenzen eines solchen Desinteresses wider besseres Wissen hingewiesen – mündlich und schriftlich. Die Konsequenzen der verweigerten Behandlung hat dann allein der Patient zu tragen – inhaltlich und finanziell.

Wir müssen uns immer wieder klarmachen, dass wir es bei der Depression noch immer mit einem Rätsel zu tun haben. Weder die Ursachen der Krankheit noch das physiologische Krankheitsgeschehen sind bisher geklärt. Es gibt unzählige Hypothesen, die von Stoffwechselanomalien bis zu traumatischen, schockartigen biografischen Erfahrungen reichen. Die Konsequenz kann für mich daher nur sein, alle in ihrer Wirksamkeit belegten Behandlungsverfahren einzusetzen, um die Krankheit Depression zu überwinden und in die Normalität des Lebens zurückzukehren. Allein auf die Glaubensbekenntnisse mancher psychiatrischer und psychologischer Schulen zu setzen oder diese im Gegenzug zu verteufeln und allein der medikamentösen Behandlung das Wort zu reden, führt in der Diskussion nicht weiter. So wie der Krebspatient die Hoffnung hat, dass alles nur Mögliche zu seiner Genesung getan wird, so sollte auch der an Depressionen Leidende die Fachkompetenz dem Therapeuten überlassen. Ist dieser Psychiater, also Arzt mit entsprechender Ausbildung, dann verfügt er in seinem medizinischen Werkzeugkasten sowohl über das gesamte verfügbare Spektrum an Medikamenten als auch über die therapeutischen Behandlungsverfahren, die ohne Medikamente auskommen, wie zum Beispiel die unterschiedlichen Formen der Gesprächs- oder Gestalttherapien.

Wenn nach einer qualifizierten Diagnose eine Therapie ohne Medikamente Erfolg verspricht, wird der verantwortliche Psychiater diese auch befürworten. Wenn Antidepressiva das Gebot der Stunde sind, wird er den Patienten auch von dieser Behandlungsweise zu überzeugen versuchen – ohne ideologische Scheuklappen der einen oder anderen Therapieschule. Alles andere ist verantwortungslos und muss auch so genannt werden. Behandlungsfehler sind nie auszuschließen, aber eine Behandlungsform mit anderen, wirksamen Therapieformen wider besseres Wissen nicht anzuwenden, kann nur als ärztlicher Kunstfehler benannt werden. Nur ist dieser leider bei psychischen Erkrankungen äußerst schwer zu belegen. Dass den typischen Depressionspatienten die Kraft fehlt, das Optimum an Behandlung für sich einzufordern, macht die Situation nicht einfacher. Sie spielt vielmehr therapeutisch verbohrten Hardlinern in die Hände. Die erschütternden Berichte von Patienten, die über Jahre ohne jeden Genesungsfortschritt »psychotherapeutisch« behandelt wurden, sind leider zahlreich.

Es wird oft und gern argumentiert, dass man seelische Probleme, die sich in der Depression äußern, nicht allein mechanistisch behandeln dürfe. Der Mensch sei schließlich keine Maschine. Ich halte dagegen, dass ein selbstbestimmtes, verantwortungsvolles und gesundes seelisches Leben nicht der Krankheit Depression als Korrekturphase bedarf. Dass die Depression in vielen Fällen eine grundlegend neue Lebensausrichtung nach sich zieht, ist dennoch kein Gegenargument. Wir sind nicht zum Leiden in der Welt und nicht Leiden allein macht den irgendwann gereiften Menschen aus. Nein, unser Lebenskonzept geht zuerst einmal von der gesunden Existenz aus, die aber nicht garantiert ist. Die Depression, vor allem die schwere, ist ein furchtbarer biografischer Einschnitt. Je kürzer die depressive Episode ist und je schneller und konsequenter sie behandelt wird, desto besser sind die Heilungsaussichten.

Die Akzeptanz der Depression als schwere Krankheit ist noch immer gering – trotz aller Aufklärungskampagnen, trotz der vielen dokumentierten positiven Behandlungserfolge, trotz der unsäglich vielen Selbsttötungen als Folge der Depression. Die Gründe sind vielfältig und werden als Argumentationsregister herangezogen wie die vermeintlichen Begründungen des Aberglaubens. Entsprechend hartnäckig hält sich die Stigmatisierung der Krankheit. Verantwortlich für diese Situation ist neben der Ignoranz der Gesellschaft auch das Verhalten all der Patienten, die sich aufgrund von Vorurteilen, Unkenntnis oder Einflüsterungen ihrer Umgebung gegen eine konsequente Therapie der Depression entscheiden. Dies ist ein äußerst luxuriöses Verhalten sich selbst gegenüber: das Verharrenwollen im Kranksein, im Anderssein.

Mich rief eine Leserin meines ersten Buches *Das heimatlose Ich* an, um zu fragen, was ich ihr in der Therapie raten könne. Ich habe diese Frage sehr schnell beantwortet und gesagt, dass ich ihr leider gar nicht helfen könne, da ich kein Therapeut und kein Arzt sei. Sie fragte, ob sie mir trotzdem ihr Problem schildern dürfe. Ich wollte ihr die Bitte nicht abschlagen und ließ sie erzählen – eine Dame, Ende 60, Ehefrau eines pensionierten Arztes: Sie würde mit einer homöopathischen Tropfentherapie behandelt, wisse aber nicht die genaue Zusammensetzung und dürfe weder störende Hautcremes noch Medikamente überhaupt einnehmen. Ich habe die Behandlung in keiner Weise kommentiert, aber gefragt, wie lange sie sich schon mit ihrer Depression so behandeln lasse. Die Antwort war: Fünf Jahre, aber es wird nicht besser! Ich habe das Telefonat irgendwann sehr höflich beendet und glücklicherweise kam auch kein weiterer Anruf.

Wenn »Therapie« und »krank sein wollen« zum Lebensinhalt werden – ich nenne es das Parallelleben –, dann obliegt dieses Ich-Verständnis der eigenen Verantwortung. Es gibt nicht nur in der Wirtschaft schlechte Manager, es gibt auch im Ich-Management schillernde Gestalten, die ihren Weg auf eine ganz eigene Weise zu finden versuchen. Aber das hat mit der Krankheit Depression nichts zu tun. Solange es genau mit diesem Label kommuniziert wird und solange sich Ärzte an einem solchen Selbstverwirklichungsspiel beteiligen oder es gar fördern, wird sich der wirklich an Depressionen Leidende auch weiterhin Anfeindungen und Zweifeln an der eigenen Glaubwürdigkeit ausgesetzt sehen.

Lebensunzufriedenheit ist keine Krankheit. Sie hinter einem Krankheitsnamen zu verstecken, ist aber ein allzu durchsichtiges Motiv.

Wer in der Depression ernst genommen werden will, darf sich in der Wahl seiner empfohlenen Behandlungsmethoden nicht kapriziös zeigen. Die Behandlung einer Depression ist im Wortsinne schmerzhaft, auch wenn es keine offene blutende Wunde gibt. Wer das negiert, ist ein Ignorant. Wer es als Betroffener meint leugnen zu können, darf nicht erwarten, dass ihm therapeutisch die Aufmerksamkeit und die Empathie entgegengebracht werden, die er sich so wünscht.

Wellness für die Seele ist ein Produkt, das Reiseveranstalter anbieten. Es könnte auch Trekkingtouren zum Ich heißen, das macht aber den allein ökonomischen Ansatz nicht besser. Ich habe nichts gegen bezahlte Wellness, auch wenn ich sie mir nie erkaufen würde, weil ich ein anderes Selbstverständnis von Wellness habe – es liegt in mir selbst und ist kostenlos.

Die Frage, ob Antidepressiva ein Fluch oder ein Segen für die Menschheit sind, sollten wir nicht vorschnell einseitig ideologisch beantworten. Der Missbrauch von Psychopharmaka ist mit Sicherheit in die Kategorie Fluch einzuordnen, der Einsatz im Krankheitsfalle dagegen kann für Menschen, die unter Depressionen leiden, ein Segen sein. Es kommt wie immer auf das Maß an, und das unterliegt der Selbstverantwortung in der empfohlenen Therapie. Wer eine Therapie mit Psychopharmaka nach drei Tagen eigenmächtig absetzt, weil sich die erwartete Verbesserung des eigenen Zustandes nicht einstellt, handelt grob fahrlässig, weil die meisten Psychopharmaka eine Wirklatenz haben, sodass sich der Behandlungserfolg erst nach zwei, manchmal auch erst nach drei Wochen einstellt. Auch in der Depression müssen wir uns an die Spielregeln der jeweiligen Behandlung halten, wenn sie Erfolg haben soll. Das gilt für alle Heilungsprozesse ernster Erkrankungen. Kein Patient wird aufgefordert, jedwede Behandlungsrituale sklavisch zu befolgen. Im Gegenteil, jede Selbstverantwortung im Sinne einer aktiven Mitarbeit im Genesungsprozess wird diesen positiv beeinflussen und beschleunigen. Selbstverantwortung schließt Kritikfähigkeit ein, so gering die Lebenskräfte in der Depression auch sein mögen. Diese herauszufordern und die verbliebenen Kraftressourcen zu mobilisieren, ist Aufgabe des Therapeuten. Die Arbeit am Selbst aber hat der Patient zu leisten, diese Mühe kann ihm niemand abnehmen.

Depression: Zeit ohne Eigenschaften

Als ich kürzlich wieder einmal den Roman *Der Mann ohne Eigenschaften* von Robert Musil aus dem Bücherregal nahm, war mir plötzlich klar, dass die Formulierung »ohne Eigenschaften« genau das Profil eines Menschen beschreibt, der über eine lange Zeit unter Depressionen zu leiden hat. Natürlich hat jeder von uns in jeder Lebensphase Eigenschaften – das neugeborene Kind ebenso wie der bedauernswerte demente Mensch im hohen Alter. Aber Eigenschaften als positiv besetzte Charakteristika verbinden wir in der ganzen Komplexität einer Persönlichkeit nur mit Menschen, über die wir ohne Vorbehalte und Rücksichtnahmen sprechen wollen. Es gibt gute und schlechte Eigenschaften, es gibt die herausragenden Eigenschaften ebenso wie die mittelmäßigen. Aber stets verbinden wir mit dem Begriff Eigenschaften ein konturiertes Profil, das wir auch bildlich darstellen könnten. Auch können wir die ganz unterschiedlichen Eigenschaften eines Menschen benennen, gleichsam katalogisieren: die körperlichen, die sprachlichen, seine Gestik, das Äußere und natürlich die charakterlichen und die besonderen Denkeigenschaften ebenso wie das Spektrum seiner Gefühlswelt. Beim einen ist die Liste der Eigenschaften besonders lang, bei anderen fällt sie kürzer aus und nie können wir wirklich alle Eigenschaften in der Beschreibung erfassen, weil die Verästelungen und die Zahl der Subeigenschaften einfach zu umfangreich sind.

Wer an Depressionen erkrankt ist, hat auch weiterhin Eigenschaften, natürlich. Aber die Selbstwahrnehmung und die Beobachtung anderer in Bezug auf die Anzahl und Komplexität dieser Eigenschaften weicht sehr viel stärker voneinander ab als bei seelisch Gesunden. Letztere leben ihre Eigenschaften aus, mögen sie, sind stolz auf sie oder wollen ihre Defizite verringern. Das Konzept heißt Arbeit am Selbst oder auch nur biografische Entwicklung, wenn man sich in seiner Innen- und Außenwirkung zufrieden oder zumindest nicht bedrängt fühlt.

In der Depression dagegen werden die eigenen, bisher als vertraut wahrgenommenen Eigenschaften ganz langsam, aber unaufhaltsam abgeschliffen. Die einst deutlichen Konturen und Charakteristika, wie Sprache, Gestik und Intellektualität – auf welchem Niveau auch immer –, zerfallen bis zur Unkenntlichkeit. Der Kranke wird irgendwann zur fragilen Hülle, kraftlos, müde und in sich selbst in der Eigenschaftslosigkeit verschlossen. Er hört auf, eine Hoffnung sein zu wollen, wie es Musil formuliert hat.

Dem ungeübten Blick fällt diese Veränderung häufig gar nicht auf. Aus der Entfernung mag vielleicht der Gang ein wenig schleppend erscheinen, der Blick suchend, die Haltung leicht gebeugt. Aber das kann in der Außenwirkung auch einmal an der Tagesform liegen und bietet für den Betrachter noch keinen Anlass zur Sorge. Und da sich der Kranke ohnehin mehr und mehr in die selbst gewählte Isolation zurückzieht, macht er es seiner Umgebung auch schwer, überhaupt Veränderungen wahrzunehmen, die aufhorchen lassen oder gar zum Handeln aufrufen. Der wahre Zustand des schon lange Kranken bleibt daher der Mitwelt des an Depressionen Leidenden manchmal über Jahre verborgen.

Daran ist dieser häufig nicht unschuldig, versucht er doch so lange wie möglich unauffällig am Leben teilzunehmen, sich zu zeigen und auch Menschen zu treffen, um sich vielleicht ganz vorsichtig auch einmal offenbaren zu können. Wer in großen Organisationen mit vielen Mitarbeitern tätig ist oder eine besonders ich-zentrierte Beschäftigung hat, vermisst manchmal über Monate und Jahre die persönliche Nähe der Kollegen. Gleichzeitig verweigert er aus der selbst empfundenen Eigenschaftslosigkeit heraus die notwendige Geste, um auf sich aufmerksam zu machen. Und je mehr er sich verweigert und gleichsam unsichtbar macht, desto weniger wird er wahrgenommen. Dieser Zustand einer gewissen Balance zwischen Unauffälligkeit und Auffälligkeit kann einige Zeit andauern, Monate und Jahre sogar, so lange, bis das selbst aufgebaute System einer gerade noch haltenden Lebensstabilität irgendwann zusammenbricht und die Depression Oberhand gewinnt: Dann folgt der Zusammenbruch.

Ein solches Ich-Profil lässt sich erstaunlich lange aufrechterhalten, wenn der Zustand einer Depression geleugnet oder verdrängt wird. Aber eben nicht auf Dauer. Dann beginnt dieses so lange schein-intakte System zu kollabieren und die Selbstwahrnehmung erfährt nicht mehr die Widerspiegelung in der gelebten Realität. Jetzt, in dem zuerst einmal als Erleichterung empfundenen Rückzug aus der Gesellschaft in die Isolation, beginnt die zermürbende Beschäftigung mit sich selbst, die Selbstbespiegelung, in der sämtliche Facetten des Ich einer Prüfung auf Bestand und Kompetenz unterzogen werden. Der Kranke ist seinen eigenen Eigenschaften ausgeliefert und empfindet diese plötzlich auf allen Feldern als unbefriedigend. Gibt es überhaupt noch eine einzige, gibt es noch irgendeinen Wesenszug, der Kraft verleihen könnte, der Mut macht, der zukunftsfähig ist? Wie sieht es mit dem eigenen Körper aus, weist er Eigenschaften auf, die attraktiv sind, die es einzusetzen gilt, um wieder im Leben Fuß zu fassen? Wie verhält es sich mit dem Gedächtnis, mit den kognitiven Fähigkeiten, funktioniert das Kopfrechnen noch an der Kasse im Supermarkt, wenn ich vorab das Rückgeld ausrechnen will, das mir gleich von der Kassiererin ausgehändigt wird? Die Betrachtung von Eigenschaft und Fähigkeit beginnt sich irgendwann zu verwischen, und wenn die eigene Bilanz zu den Fähigkeiten negativ ausfällt, dann trifft es die Analyse der Ich-Eigenschaften noch härter. Die Vermögenswerte an diesen Eigenschaften werden schlecht beurteilt, während die Verpflichtungen als übermäßig eingestuft werden. Eine solche Bilanz in einem Wirtschaftsbetrieb bedeutet das Aus wegen Insolvenz. Auch der Kranke fühlt sich nicht mehr zahlungsfähig, was die Anforderungen des Lebens betrifft. Er empfindet sich als bankrott – nur zu oft mit der auferlegten Strafe der Selbsttötung nach einer selbstverhängten und als schuldhaft empfundenen Ich-Insolvenz der Eigenschaften.

Wenn wir von einem guten Selbstvertrauen sprechen, meinen wir, dass diese Person von ihren Eigenschaften überzeugt ist, dass sie der Tragfähigkeit dieser Eigenschaften trauen und sich auf sie verlassen kann. Das Gegenteil ist der Minderwertigkeitskomplex, der aber immer nur gewisse Facetten des Ich beschreibt, nämlich die ganz offensichtlich defizitären, wie Aussehen, Körpergröße, abstehende Ohren oder eine mangelnde Sprachbegabung. Aber nur ganz selten empfindet sich ein Mensch, der nicht an Depressionen leidet, *insgesamt* als minderwertig – ausgenommen sind gewisse Phasen in der Pubertät, in der sich plötzlich die Proportionen in der Wachstumsphase verändern und als unschön empfunden werden. Aber diese Wahrnehmung ist vorübergehend und löst sich auf, wenn der Körper als Ganzes wieder positiv angenommen wird.

Wer sich aber als Person ganz ohne Eigenschaften empfindet, und das ist ein typischer Zustand in der Depression, der kann auf nichts zurückgreifen, das Halt gibt, auf gar nichts. Ist der Kranke in dieser Phase auf sich selbst gestellt, dabei aber ohne jede Kraft zur Selbstverantwortung, dann besteht die Gefahr, dass er sich aufgibt und die Erlösung im Tod suchen wird.

Sich selbst als Mensch ohne Eigenschaften zu empfinden, gleicht der Situation eines Todkranken ohne jede berechtigte Hoffnung auf Heilung. Er muss sich jetzt gleichsam aufgeben, mit dem Sterben abfinden, sollte nicht noch ein Wunder geschehen. Wer der Depression ausgesetzt ist, sieht auch keine Lebensperspektive. Dieser Blick auf das eigene Leben ist in der Krankheit verstellt. Der an Depression Erkrankte will nicht die Sonne sehen und verweigert auch jede andere Fokussierung auf Eigenschaften, die der Gesunde mit Freude wahrnimmt, die für ihn Lebensglück oder Perspektiven für die Zukunft bedeuten. Natürlich verfügt auch der Kranke über eine Fülle von Eigenschaften, aber er nimmt sie nicht wahr – ohne sich dabei bewusst zu verweigern. Die Selbstwahrnehmung gleicht einer Einbahnstraße zum Abgrund – wenden ohne fremde Hilfe ist ausgeschlossen.

Jetzt hat die therapeutische Arbeit zu beginnen. Anfänglich wird es nur ein gutes Zureden der Angehörigen sein können, dann bedarf es eines gewissen Druckes, der zur Krankheitseinsicht führt, und schließlich der Akzeptanz einer psychiatrischen Begutachtung, die in einer Diagnose mit entsprechendem Behandlungsplan mündet. Die Kunst des behandelnden Arztes besteht an dieser Stelle darin, den Kranken empathisch für sich zu gewinnen, suggestiv und doch behutsam die erste Glut der Hoffnung zu entfachen. Der Kranke muss für ein Mitmachen-Wollen gewonnen werden, seine Selbstwahrnehmung muss auf die Restressourcen fokussiert und seine Selbstverantwortung geweckt werden. Allein kann er diesen beschwerlichen Weg nicht gehen – wir können auch nicht selbst die Krebserkrankung operieren!

Es gilt, irgendwann den negativ fokussierten Blick auf die selbst wahrgenommenen Eigenschaften zu relativieren und ihn in Bezug zu einer »objektiven« Einschätzung zu bringen. All diese therapeutischen Bemühungen müssen möglichst im Zeitraffer, also schnell und konsequent erfolgen, damit der Kranke nicht immer wieder in seine negative Selbstwahrnehmung zurückfällt. So wie der falsche chirurgische Schnitt das Ende eines Lebens bedeuten kann, so kann auch eine nicht gewährte Empathie und eine verweigerte Akutbehandlung dazu führen, dass sich das Ich aufgibt.

Goethe hat einmal gesagt: »Ich weiß nicht, wer ich bin, und ich will es auch gar nicht wissen.« Natürlich war er sich seiner Eigenschaften bewusst, der Unzahl von äußerst heterogenen

Eigenschaften, und ebenso der unerklärlichen dunklen Seiten seiner Person, von denen er wusste, die er aber nicht zulassen wollte. Dass Goethe Depressionen hatte, ist unbestritten. Er hatte das Glück, für sich stets Wege zu finden, der Krankheit entfliehen zu können – ein Geschenk der Natur, nicht etwa Folge einer gelungenen Eigentherapie. Die gibt es nicht!

Wenn ich auf mein Leben vor der Krankheit, in der Krankheit und nach der Krankheit zurückblicke, dann fällt die Wahrnehmung meiner Eigenschaften in der jeweiligen Lebensphase ganz unterschiedlich aus: Vor der Depression fühlte ich mich mit meinen Eigenschaften gut bedacht, in der Krankheit hätte ich nicht eine einzige ernst zu nehmende ausmachen können und heute bin ich einfach nur erstaunt, dass sich das Blatt der Selbstwahrnehmung noch einmal gewendet hat. Viele gelebte Eigenschaften empfinde ich heute als stimmig, andere bedürfen der Korrektur und mit einigen bin ich auch gar nicht einverstanden, weiß mir aber nicht wirklich zu helfen oder schiebe den Prozess der Selbstverbesserung noch vor mir her. Bei alledem bin ich derselbe Mensch geblieben, meine Seele wurde nicht wie ein krankes Herz transplantiert, sie wurde aber wieder gesund, mit fremder und auch durch eigene Hilfe und Selbst-Verantwortung.

Ich wollte irgendwann einfach wieder leben. Und das heißt nichts anderes, als dass ich mich heute als Mensch mit ausreichend vielen und tragfähigen Eigenschaften empfinde. Zum Glücklichsein reicht es allemal.

Flucht in den Schlaf

Schlafen, endlich schlafen! Wenn uns die Augen zuzufallen drohen, dann wünschen wir uns nichts mehr als das. Unser Körper verfügt in Bezug auf den Schlafbedarf über eine sehr präzise eigene Zeitanzeige, die sich nicht unbedingt an den Rhythmus der Tageszeit hält. Dies gilt nicht bei Übermüdung, bei körperlicher Erschöpfung oder wenn wir in eine Zeitzone reisen, die von unserer gewohnten einige Stunden abweicht. Dann braucht der Körper eine gewisse Zeit, um sich auf die neue Konstellation einzustellen.

Wie quälend Schlafentzug sein kann, hat fast jeder schon einmal erlebt. Schlafentzug ist aber auch ein probates Mittel, mit dem wir am nächsten Morgen die Depression vorübergehend ausschalten können. Es ist eine schnelle und äußerst wirksame Methode – leider hält ihre Wirkung nicht allzu lange an. Spontanes Lachen reißt uns für einige Sekunden aus der Depression, der Schlafentzug bringt immerhin für einige Stunden Erleichterung. Die Wirkmechanismen sind also bekannt, nicht aber ihre Ursachen.

Wir können für eine gewisse Zeit unser Schlafbedürfnis unterdrücken, Anflüge von Müdigkeit durch Kaffee oder starken Tee überdecken. Wir können aber nicht auf Vorrat schlafen, also ein irgendwann abrufbares Wachkontingent anlegen. Mehr als den Status des Ausgeschlafenseins können wir als Speicher nicht anlegen, was wir mit der sprichwörtlichen Formulierung belegen, dass jemand besonders ausgeschlafen ist. Das soll nichts anderes heißen, als dass er über ein Höchstmaß an geistiger Wachheit und körperlicher Fitness verfügt, was ihn im Vergleich zu anderen in besonderer Weise überlegen macht. Menschen, die mit sehr wenig Schlaf auskommen, verfügen über den besonderen Nimbus übermäßiger Schaffenskraft oder eines unerschütterlichen Durchhaltevermögens wie Napoleon, der über Tage nicht mehr als drei Stunden Schlaf benötigt haben soll.

Es gibt Kulturen, die die Nacht zum Tag machen und keine wirklich wichtige Verhandlung vor Mitternacht beginnen, woran die Sondierungsgespräche zwischen den nachtgewohnten Palästinensern und den tagorientierten Abgesandten anderer Länder häufig schon fast gescheitert wären.

Weithin bekannt als Symptom einer Depression ist das häufig extrem quälende Problem der Schlaflosigkeit und der Schlafstörung. Es kann dem Betroffenen arg zusetzen – bis hin zur physischen Unfähigkeit, den Lebensalltag zu meistern. Inzwischen wird sowohl der Zusammenhang von Depression und Schlafstörung als eines ihrer Symptome als auch Schlafstörungen als Ursache einer Depression diskutiert. Weniger Aufmerksamkeit wird dagegen einem oft massiv zunehmenden Schlafbedürfnis in der Depression gewidmet. Denn Schlaf assoziieren wir zunächst mit Erholung, mit Wohlbehagen und mit Normalität.

Dem depressiv Erkrankten sind alle positiven Facetten des nächtlichen Schlafes nur allzu verführerisch bekannt – vor allem aber sind sie schmerzhaft als Synonyme des Lebens in Erinnerung. Jetzt in der Depression hat der Schlaf nur noch eine einzige Funktion: tot auf Zeit zu sein. Und irgendwann soll auch diese Zeit gedanklich aufgehoben sein und das Hinüber-Schlafen in eine Welt ohne Depressionen wird zum ersehnten Traum. Der Weg dorthin ist lang, zeichen- und aufschlussreich. Wer in den Schlaf fliehen will, wer sich im Schlaf aus dem Leben nehmen will, hat seine Selbstverantwortung aufgegeben. Er handelt in der warnenden Symptomatik nicht anders als all diejenigen, die auch das Leben fliehen. Nur: Wer sich mit Alkohol bewusstlos trinkt oder im Drogenrausch die Kostbarkeit des Lebens flieht, handelt so lange eigenverantwortlich und im Wortsinne zerstörerisch selbstbestimmt, solange er meint, die Grenze nicht zu überschreiten. Aber das ist ein Trugschluss. Der Abhängige ist auf Sicht suizidal, ohne es sich einzugestehen. Es sei denn, er hätte mit seinem Leben noch etwas vor.

Wer in der Depression versucht, in den Schlaf zu fliehen, hat andere, ganz andere Beweggründe. Es ist ein Schlafenwollen, ohne wirklich müde zu sein. Der Schlaf ist nicht Folge von langem Wachsein, von Anstrengung oder Erschöpfung. Es ist nicht der wohlige Wunsch, in der Geborgenheit des wärmenden Bettes irgendwann unmerklich in die Traumwelt hinüberzugleiten. Nein, es ist der sehnsüchtige Wunsch, nicht mehr der eigenen, verzweifelten Ich-Präsenz ausgesetzt zu sein. Dieser Wunsch, nicht am – depressiven – Leben teilhaben zu wollen, unterscheidet den Depressionskranken fundamental vom Süchtigen. Der Kranke will leben, er will gesund sein, aber seine Krankheit hindert ihn daran. So verführerisch der Schlaf als Lebensflucht auch sein mag, so tückisch ist dann irgendwann das Erwachen. Der Schlaf gleicht einer Festplatte, auf der über Nacht alle positiven Eindrücke – und seien sie noch so klein – des Vortages gelöscht wurden.

Jeder depressiv Erkrankte macht jeden Tag erneut die trügerische Erfahrung, dass sich sein Zustand gegen Abend tatsächlich spürbar bessert, dass die Hoffnungslosigkeit nicht mehr allzu schwer auf ihm lastet. Manchmal ist der Grad der Besserung so groß, dass die Krankheit zwar nicht überwunden scheint, aber dass es sich mit diesem endlich erreichten Zustand durchaus wieder leben ließe. Alles andere würde sich schon ergeben. Mit diesem Gefühl einzuschlafen, bedeutet nicht nur Entlastung, es bedeutet endlich wieder ein wenig Hoffnung, dass es vielleicht doch ein Zurück ins Leben geben könnte. Noch kurz vor dem Einschlafen werden Pläne für den nächsten Morgen gemacht: früh aufstehen, den Tag aktiv angehen und der Depression die Stirn bieten! Zurück in die Normalität, zurück ins Leben – alles scheint plötzlich möglich. Welche Erleichterung!

Aber wie schon so oft sieht die Welt am nächsten Morgen wieder ganz anders aus, ebenso trostlos wie im Verlauf des Vortages, ebenso hoffnungslos, ebenso kraftlos. Warum aufstehen, warum sich diesem Leben stellen, wo es doch für den Kranken keinen Platz zu geben scheint, der sein Dasein rechtfertigt? Wieder diese Verzweiflung, diese Sehnsucht nach Erlösung, wieder der Gedankenstrudel in die Hoffnungslosigkeit – und dabei hatte doch gestern, spät am Abend, alles so vielversprechend ausgesehen! Der Schlaf war verdient gewesen, er hatte nicht den Beigeschmack von Flucht, sondern von Normalität, von Unbeschwertheit, ja von Zukunft, Wünschen und In-der-Welt-sein-Wollen. Und jetzt?

Alles gelöscht. Es gibt keinen Zugriff mehr auf die Gedanken der letzten Nacht, nichts ist übrig geblieben, gar nichts. Nicht die gefühlte Kraft, nicht die Hoffnung, auch keiner der Wünsche ist mehr gegenwärtig. Nur Trostlosigkeit.

Wer die Depression erlebt hat, kennt diese zermürbende Erfahrung, die uns täglich hinters Licht führt: die aufkeimende Hoffnung am Abend und die Erschütterung der gelöschten Erfahrung am nächsten Morgen. Dieser Zustand kann sich über Monate und Jahre hinziehen, jeden Tag von Neuem und jeden Tag schlimmer, als wollte uns die Depression nicht aus ihren Klauen lassen, als wollte sie uns immer wieder sagen: Noch habe ich dich im Griff, noch bist du nicht so weit, dass du mich so einfach abschütteln könntest!

Mit Selbstverantwortung ist dieser Übermacht der Depression nicht beizukommen, nur mit List und Empathie des Therapeuten, der versuchen wird, diesen Teufelskreis dadurch zu durchbrechen, dass er ihm den Schrecken des Unbekannten und – im Wortsinn – des Wahn-Sinns nimmt. Muss sich der Kranke doch wie im Wahn vorkommen, wenn er abends ganz deutlich einen Hoffnungsschimmer sieht und am nächsten Morgen feststellen muss, dass offenbar alles Lug und Trug war, dass ihn die Sinne wieder getäuscht haben. Wem soll er noch trauen? Sich selbst jedenfalls nicht mehr. Der Therapeut kennt dieses Ritual des Schreckens, er weiß, dass es ein typisches Stadium in der Depression ist, das sich auch wieder verflüchtigt. Allein das Wissen um diese »Normalität« in der Krankheit hat etwas Beruhigendes, weil man nicht mehr ganz allein auf sich geworfen ist. Das Rätsel Depression hält ganz offenbar eine Lösung bereit, wie immer diese auch aussehen mag. Hoffnung durch Selbsterfahrung ist jetzt die Devise, die aus der Krankheit herausführen kann. Der Kranke muss sich mithilfe seines Therapeuten wieder von sich selbst überzeugen lernen, er muss wieder Erfahrungen sammeln, die er sich selbst zuschreiben kann, die ihm Mut machen und ihn aus seiner Verzweiflung reißen. Dazu bedarf es der intensiven Betreuung des Therapeuten – nicht auf Dauer, aber genau zu dem Zeitpunkt, an dem sich das Fenster der Genesung ein wenig zu öffnen beginnt. Dann wird sich der Kranke seiner Selbstverantwortung erinnern und alles daransetzen, auch aus eigener Kraft den Tag zu bestehen. Es klingt so einfach und ist doch die Hölle.

Die Depression hat viele Gesichter. Wir können gleichsam in ihnen lesen und sollten dem »bösen Blick« nicht ausweichen. Die Depression kündigt sich an, wir müssen sie nur sehen wollen. Ein Gesicht der Depression ist die Faszination des Schlafes, in dem wir das Vergessen suchen. Passiert das ein- oder zweimal, ist das noch kein Indiz für die Krankheit. Aber wenn wir spüren, dass wir unsere Selbstverantwortung nur zu gern und nur zu oft dem Schlaf übertragen möchten, ist das ein ernstes Zeichen, das auf die Depression verweist. Ärztliche Hilfe ist dann unumgänglich, und ein Negieren dieser Lebensflucht in den Schlaf und damit in die Depression ist jetzt noch durch professionelle Intervention – Medikamente oder Psychotherapie – aufzuhalten. Wenn sich das Krankheitsgeschehen erst chronifiziert, wird die Behandlung nicht nur schwieriger, sie wird vor allem sehr viel zeitintensiver ausfallen. Selbstverantwortung bedeutet in diesem Stadium einer sich abzeichnenden Depression das Sich-Eingestehen, dass man auf Hilfe angewiesen ist, dass man es allein nicht mehr schafft.

Die Flucht in den Schlaf kann aber auch eine andere Bedeutung haben, die ebenso auf eine beginnende Depression verweist: die Flucht vor sich selbst, ohne die schon typischen Begleiterscheinungen der Depression wie diffuse Verzweiflung, Angst und Kraftlosigkeit. Wer sich dem eigenen Ich nicht stellen will, wird einen Grund haben: die Furcht vor der eigenen Stärke und dass diese Stärke für einen anderen gefährlich werden könnte – lebensgefährlich. Aber auch lebensgefährlich für den Betroffenen selbst, weil er glaubt, der drohenden Konkurrenzsituation nicht gewachsen zu sein. Wer seine eigenen Kräfte nicht wahrhaben will, wer das unbestimmte Gefühl hat, dass die eigene Person gefährlich starke Züge annehmen könnte, weicht sich selbst aus, weicht der Selbstverantwortung aus.

Auch diese Flucht – oft genug in den Schlaf des Sich-Versteckens – deutet auf die Gefahr einer Depression hin. Wir können Schwächen leugnen und uns ein wenig selbst betrügen, wer aber seine Stärken leugnet, um andere zu schonen, verleugnet sich selbst und damit seine Verantwortung für das eigene Leben. Was sich in der Flucht als Selbstschutz tarnt, ist nichts anderes als eine Depression: die Depression als vermeintliche Überlebensstrategie in Form des Vermeidens lebensbedrohender, diffuser Konkurrenz. Oft liegt einer solchen Lebensängstlichkeit ein verstörendes Erlebnis zugrunde, dem ein In-die-Schranken-Weisen voranging. Von wem auch immer. Aber die Heftigkeit einer solchen Drohgebärde war so stark, dass es zu einem zweiten Versuch des Aufbegehrens nicht kommen kann, weil die Angst vor der Wiederholung eines solchen Geschehens einfach zu groß und zu tief verwurzelt ist. Oft kann der Betroffene den »Angstgegner« gar nicht benennen, weil die Erinnerung nicht so weit zurückreicht oder so angstbesetzt ist, dass man sie gar nicht erst zulassen will.

Diese Facette der Depression ist ebenso tückisch wie die Verzweiflungsdepression, weil sie uns am Wachsen an uns selbst hindert – oft über Jahre. Diese Form einer gleichsam versteckten

Depression, die sich hinter einer diffusen Minderwertigkeitseinschätzung tarnt, entzieht sich häufig besonders tückisch den Kräften der Selbstverantwortung. Der Ich-Zustand gleicht einer partiellen Lähmung, die das Ausleben der eigenen Kräfte behindert und sich gleichzeitig als Lebensrettungsprinzip tarnt: Würde ich mich tatsächlich so stark geben, wie ich mich manchmal fühle, so würde ich sicher sofort in einem Anflug von Selbstüberschätzung in große, wenn nicht gar in eine lebensbedrohende Gefahr geraten. Die Depression gleicht hier einem Phantomschmerz, der sich jeder Rationalität entzieht, den Betroffenen aber umso stärker quält.

Fazit: Der erquickende Schlaf, der uns morgens ganz selbstverständlich in den Tag entlässt, ohne irgendwelche Spuren des Unwohlseins zu hinterlassen, gleicht einem Barometer, das ein starkes und stabiles Hoch anzeigt. Jede Missstimmung, die wir mit dem Schlaf assoziieren, sollte uns aufhorchen lassen – die Tankuhr, die den Leerstand anzeigt, ignorieren wir ja auch nicht. Viele Signale, die wir negativ mit dem Schlaf verbinden, lassen sich erklären und auch abstellen. Wenn aber der Schlaf zur Fluchtburg herhalten muss und seinen Charakter als Kraftquelle verliert, dann sollte die Selbstverantwortung greifen und man sollte um Abhilfe suchen – alles andere ist fahrlässig und muss in der Konsequenz bitter bezahlt werden. Die Depression lässt sich nicht überlisten, wir müssen uns vielmehr mit ihr auseinandersetzen und alles tun, um sie nicht die Oberhand über unser Ich gewinnen zu lassen. Aber die Grenze der Selbstverantwortung und des Ich-Managements ist erreicht, wenn wir der Depression nicht mehr Herr werden. Wir sollten daher erste Anzeichen nicht ignorieren und möglichst umgehend Hilfe zur Selbsthilfe suchen.

Stimulus für die Seele –
Schönheit und Selbstverantwortung

Schönheit wird in der Depression zur Nebensache, die keine Beachtung erfahren soll – jedwede Schönheit, die eigene, die Schönheit anderer und ebenso all das, was der Gesunde mit dem Begriff Schönheit so positiv assoziiert: schöne Menschen, Landschaft, Blumen, die Tierwelt, Kunst, Architektur, Ambiente, gute Gedanken, Musik und alle Dinge des Lebens, deren alltägliche Schönheit für den Menschen so wichtig ist, weil sie uns Freude macht, eine für das gesunde Leben unverzichtbar kraftvolle Emotion. Aber gerade davon, von der Freude, will der Depressive nichts wissen. Sie belastet ihn, sie mahnt ihn, sie erinnert ihn an seine guten Tage und sie ist unerreichbar wie eine ferne Insel, die nicht zur Entdeckung einlädt, sondern Gefahren verheißt.

Und Freude macht Angst. Angst? Ja, weil Freude immer wieder neue Nahrung braucht, entweder in Form eines Geschenkes von außen oder als Belohnung für unser eigenes Tun, als Ergebnis einer selbst gewollten und selbstverantworteten Anstrengung. Unsere Freude an der akkurat gemähten Rasenfläche im eigenen Garten ist größer und intensiver als beim Betrachten derselben Fläche, die ein Gärtner gemäht hat. Wir können viele Tätigkeiten delegieren und uns an der gewonnenen Zeit freuen. Aber wenn wir diese Zeit nicht mit anderen, in unserer Selbsteinschätzung höherwertigen Aktivitäten füllen, dann wird die gewonnene Zeit zur Belastung, weil wir sie als bedrückende Leere empfinden.

Freude und Neugier liegen in der emotionalen Qualität eng beieinander. Freude ist das Ergebnis, Neugier die Antriebskraft, Freude empfinden zu wollen – im Entdecken, im Ansammeln von Wissen und Erkenntnis und im Einlassen auf Schönheit.

Dabei geht es nicht um die ausgestanzte Schönheit, mit der uns die Werbung verführen will, sondern einzig und allein um unser ganz eigenes Schönheitsempfinden, das durchaus mit dem anderer kollidieren kann. Genauso gut kann es mit einem gängigen, modischen Schönheitsideal unserer Markenwelt übereinstimmen. Das eine schließt das andere nicht aus.

Die selbst erarbeitete Freude, die Freude am eigenen Tun, an der eigenen Kreativität, an der eigenen Kennerschaft ist im Erleben sehr viel tiefer und nachhaltiger als die gekaufte Freude – auch wenn uns die Produktwerbung von der energieeffizienten Waschmaschine bis zur Geschmacksfülle einer neuen Kaffeemischung etwas anderes vorgaukeln möchte. Trotzdem freue auch ich mich auf einen gut gemachten Kaffee an einer quirligen Bar irgendwo unter lebensfrohen Menschen in Italien, und diese Freude ist ein wichtiger Baustein in der unendlichen Komplexität des Erlebens. Aber Komplexität, Freude, Neugier und Schönheit verkümmern in der Depression wie ein Rosenstrauch – allein die Stacheln der Erinnerung bleiben gefährlich spitz, auch wenn die Schönheit des einzelnen Zweiges längst verwelkt ist.

Jedwede Form von Neugier, Freude und Schönheit im Erleben schmerzt den Kranken, weil er sich ausgeschlossen fühlt, als ausgeschlossen erlebt und trotz größter Anstrengungen keinen Anschluss an genau diese unverzichtbare Welt des Lebens findet. Friedrich Hölderlin hat in der dunklen Phase seines Lebens den Satz geprägt: »Wie ich jetzt bin, habe ich keinen Namen für die Dinge.« Die substanziell positiven Dinge des Lebens sind für den depressiven Menschen unterschiedslos namenlos, ihnen fehlen die beschreibenden Adjektive – und wie viele fielen uns allein beim Begriff Neugier ein: grenzenlose Neugier, gefährliche Neugier, überraschende Neugier, geringe Neugier, einseitige Neugier, um nur einige aus dem Spektrum von positiv bis negativ besetzt zu nennen.

Warum nun ist Schönheit für das Erleben so wichtig? Weil wir beim Phänomen Schönheit nach dem Warum fragen – jeder für sich, jeder anders. Und dieses Sich-selbst-Befragen löst immer weitere Kaskaden von Gedanken aus, von Assoziationen, Träumen, Wünschen und vor allem von Wissen-Wollen. Das Wissen-Wollen aktiviert unser Gehirn, lässt uns im Wortsinne Gedankensprünge machen und fordert uns heraus, zu denken und damit die für unser Erleben so wichtigen Hirnregionen zu aktivieren und auch zu nutzen. Mit welchem Ergebnis und auf welchem Niveau auch immer.

Jeder von uns kennt den Automatismus, wenn wir etwas im Lexikon oder im Internet suchen. Im Lexikon lesen wir aus verspielter Neugier auch noch die nächsten zwei, drei Stichworte oder werden auf eine Abbildung auf der nächsten Seite aufmerksam und gehen auch dieser Information nach. Als Kind habe ich gern in irgendeinem Lexikonband gelesen, Seite für Seite, wie in einem Roman, obwohl oder gerade weil die einzelnen Stichworte und Themen gar nichts miteinander zu tun hatten. So geht es uns auch in der Handhabe des Internets oder beim abendlichen Zappen durch die unterschiedlichsten Fernsehkanäle: All das bedeutet Futter für das Gehirn, und wenn es unser Interesse nicht sättigt, dann zappen wir halt so lange weiter, bis wir an irgendeinem Thema hängen bleiben und unser Interessenhunger doch noch gestillt wird.

Formale Schönheit, gedankliche Schönheit ist ein Katalysator, der stets neue Prozesse in Gang setzt, die uns auf ganz unterschiedliche Weise beschäftigen. Manche langweilen uns, lassen uns unbeteiligt. Bei anderen toben wir uns mit den Sinnen bis zur Erschöpfung aus. Wir sagen dann am Ende ermattet: »Das war schön!«, mit dieser besonderen Betonung auf dem »Das«, womit der ganze Prozess des Denkens, Sinnens und Fühlens gemeint ist, den wir gerade durchlebt haben: die Fülle des Lebens.

Genau diese scheinbar unbeherrschbare Fülle ist es, das Überborden der Gedanken und Gefühle, was dem Depressiven Angst macht. Er traut sich in der Krankheit das Jonglieren mit diesen vielen Möglichkeiten und Sinneswahrnehmungen nicht länger zu und versucht die Sensoren, einen nach dem anderen, auszuschalten, weil für ihn die Überbeanspruchung nicht zu ertragen ist. Die Sinnesreize beginnen zu schmerzen, weil sie nicht mehr positiv verarbeitet und beantwortet werden. Je länger dieser Prozess der Sinnesverweigerung andauert, desto stärker leiden die Schaltkreise in unserem Gehirn, bis sie irgendwann keine Signale mehr zielsicher transportieren können.

Könnte man auch versuchen, die Schaltkreise mit Hässlichkeit zu stimulieren? Ja, natürlich. Aber in der Verarbeitung von Hässlichkeit sind uns Grenzen gesetzt, die Grenzen des Ertragbaren. Darum ist Hässlichkeit nur bedingt geeignet, unsere Hirnkapazität auszureizen, weil der Impuls der Neugier durch Hässlichkeit in seiner Wirkung eingeschränkt wird. In der Auseinandersetzung mit Schönheit dagegen streben wir nach einer Vollendung des Erlebens – oft genug, ohne diese je zu erreichen.

In der Kunsttherapie machen wir uns diesen positiven Suchteffekt zunutze. Allerdings ist diese Therapieform nur dann sinnvoll, wenn sich der Patient nicht gegen die Beschäftigung mit dem Gedanken, Schönheit herzustellen, verweigert. Manchmal bedarf es dazu einer empathischen Überzeugungsarbeit, bei der es gar nicht so sehr um Kunst geht, sondern um die Bereitschaft, sich mit sich selbst zu beschäftigen und die Grenzen des eigenen Könnens zu testen. Es geht darum, selbst besser werden zu wollen, es geht um das Ausloten der Neugier: Wozu bin ich imstande, wenn ich nur genug Einsatz, Fleiß und Begeisterung investiere?

Bei den ersten Malversuchen wird die Rose noch nicht wie eine Rose aussehen, aber gerade das fordert heraus: Ich will, dass das, was ich male, am Ende aussieht wie eine Rose. Oder wie die Idee einer Rose, die Assoziation, die mit der Wahrnehmung einer Rose verbunden ist, bis hin zu den imaginären Gerüchen, die wir mit der Rose verbinden. All das lässt sich darstellen. Der Beschäftigung mit dem Thema Rose sind keine Grenzen gesetzt, alles ist erlaubt, auch die hässliche, verwelkte Rose als herausforderndes Motiv. Allein wichtig ist, dass die Beschäftigung mit einem Thema unmerklich auf andere ausgeweitet wird. Und im Streben nach Vollendung in der eigenen »Kunst« liegt nicht *der*, aber zumindest *ein* Schlüssel, der helfen kann, die Tür zur Normalität des Lebens wieder zu öffnen.

Von einem positiven therapeutischen Effekt kann man erst dann sprechen, wenn der Kranke spürt, dass sein Eigeninteresse plötzlich stärker ist als die Gedankenstrudel, die ihn in die immer gleiche Schleife der Ziel- und Hoffnungslosigkeit hinabziehen. Kurz: Es geht darum, die selbstzerstörerischen Schaltkreise behutsam um solche zu erweitern, die geeignet sind, die Lebensneugier mit kleinen, aber schmackhaften Gedanken- und Emotionsbissen zu füttern. Und zwar so lange, bis die Selbstverantwortung greift, diesen Weg nicht wieder aufgeben zu wollen, nicht wieder in den Schoß der Depression zurück zu wollen – aus Angst, die Schritte zurück ins Leben nicht meistern zu können.

Die Beschäftigung mit der Schönheit kann nicht mehr sein als ein Katalysator, nicht mehr als ein kleiner Baustein innerhalb der Therapie, die darauf abzielt, den Kranken möglichst schnell aus den Fängen der Depression zu befreien. Nach meiner Erfahrung ist die Ursachenforschung, warum der Einzelne von der Depression betroffen wird, nachrangig. Vorrangig muss vielmehr das therapeutische Bemühen sein, die Depression in ihrer Wucht zu mindern. Neugier ist dabei ein guter Stimulus, Schönheit ein effektiver Katalysator, wenn es darum geht, die Hirntätigkeit zu aktivieren. Jedes – wirklich jedes! – gedankliche und emotionale Erfolgserlebnis ist ein notwendiges und das Leben stabilisierendes Element auf dem Weg zurück zur eigenen Kompetenz.

Jedwede Beschreibung dieser kleinen Behandlungsschritte birgt die Gefahr, der Lächerlichkeit preisgegeben zu werden. In der Depression geht es ebenso wie bei einem schweren chirurgischen Problem in der Krebstherapie um einen gravierenden Einschnitt im Leben. Wer zum ersten Mal nach einer großen

Operation wieder selbst aufstehen kann, wird dies als Meilenstein seiner Genesung empfinden: Ich bin wieder – fast – ich selbst, es geht aufwärts, ich werde gesund. Wer unter Depressionen leidet, muss irgendwann auch lernen, zum ersten Mal wieder aufzustehen. Nur messen wir diesem Ereignis in der Bewältigung der Depression kaum Bedeutung bei. Aber: Auch das Gehirn, das in der Depression seine »Muskeln« verloren hat wie der über Monate bettlägerige Patient, bedarf des wohldosierten Aufbautrainings. Wir sollten diese Genesungsbemühungen ebenso ernst nehmen wie bei jeder anderen Erkrankung.

Wie oben schon erwähnt, gibt es im *Hamburger Ärzteblatt* in jedem Heft die Rubrik »Der besondere Fall«. In der Depression trifft diese Charakterisierung auf jedes einzelne Schicksal zu. Und wenn dann Schönheit hilft, ist das keine abstrus erscheinende esoterische Marotte, sondern einer von vielen möglichen Wegen zurück ins Leben.

Die Beschäftigung mit der Schönheit als Rehabilitationsstimulus mag lächerlich klingen. Ist es aber nicht. Es geht um die Revitalisierung des Gehirns und um die Stimuli, die geeignet sind, irgendwann wieder auf den eigenen emotionalen und gedanklichen Beinen zu stehen. Dann werden auch sehr schnell wieder die Kräfte der Selbstverantwortung wachsen.

So wie der Physiotherapeut ganz selbstverständlich dem Patienten hilft, im Wortsinne auf die Beine zu kommen, so muss auch der Psychotherapeut alles daransetzen, die ersten Schritte zurück ins Leben zu ebnen. Daran muss sich jeder Therapeut in seiner Qualität messen lassen: Kann mein Patient wieder gehen?

Die Depression ist eine krankheitsbedingte Gratwanderung zwischen Selbstaufgabe und Selbstverantwortung. Das ist keine launige Spielerei, sondern bitterer, gefährlicher Ernst. Selbstverantwortung ist das Ziel der Therapie und nicht die Voraussetzung des Behandlungserfolges. Oder ist der Darmkrebspatient allein verantwortlich für seinen Therapieerfolg?

Die zu kleine Bibliothek der Erfahrungen

Auch wenn es zum Thema Schönheit und Selbstverantwortung eben ein eigenes Kapitel gab, so möchte ich auch der Bibliothek der Erfahrungen einen Satz zur Schönheit voranstellen, der vom Architekten und Maler Le Corbusier stammt – leider ist der Maler viel zu wenig bekannt: »Schönheit entsteht, wenn Leidenschaft in die Strenge des Kalküls eingreift.«

Wenn Leidenschaft und Schönheit ein notwendiges symbiotisches Phänomen ist, dann gilt das in besonderem Maße auch für den Lebenselan: Ohne Lebenselan keine Leidenschaft, und das ohne Ausnahme. Die Depression ist unbestechlich, dasselbe gilt für die Leidenschaft in der Depression und auch den Lebenselan. Mit Lebenselan meine ich das schlichte Funktionieren von Geist, Körperkraft und seelischem Erleben, ohne größere Ausschläge, vergleichbar dem Pendel einer Uhr – ein Leben im Gleichklang. Lebensfreude dagegen beinhaltet ein zusätzliches Maß an Elan, das in der Leidenschaft auf ein oder mehrere Interessengebiete fokussiert wird.

Leidenschaft kann kein Dauerzustand sein, das würde niemand aushalten. Leidenschaft bedeutet eine Ausnahmesituation, in der wir auf der einen Seite in unserem Lebensinteresse gleichsam gefesselt sind, auf der anderen aber auch über uns hinauswachsen wollen: Leidenschaft schlägt uns in den Bann, sie sucht mit aller Macht den Höhepunkt in der jeweiligen Lebenssituation – in der Sexualität ebenso wie bei einem interaktiven Computerspiel, in der Spekulation bei Finanzgeschäften wie bei Extremsportarten oder den kreativen Höhenflügen bei Künstlern. Wenn uns die Leidenschaft packt, das Selbst an den Rand des Möglichen zu führen, dann empfinden wir einen solchen

Zustand als das größte Geschenk, das wir uns selbst machen können: Wir verfügen über die Macht zur Leidenschaft – wenn wir es denn wollen. Leidenschaft ist aber auch das, was Leiden schafft, das Leid, das mit dem Misserfolg oder gar dem totalen Scheitern verbunden ist – in der erotischen Beziehung ebenso wie in der Auseinandersetzung mit uns selbst, wenn wir erfahren müssen, dass die Grenzen unserer Möglichkeiten enger gesteckt sind, als wir geglaubt hatten.

Wenn erfüllte Leidenschaft für das sprichwörtlich blühende Leben steht, dann bedeutet der versiegende Lebenselan in der Depression das andere Extrem der Selbstwahrnehmung: das Abgeschnittensein von all dem, was Leben ausmacht. Nun muss man fragen, ob das nicht vielen der chronisch kranken Patienten ähnlich geht. Oder den Menschen, die mit einer lebensbedrohenden Erkrankung nach einer schweren Operation über Monate im Krankenhausbett liegen müssen, ehe ihre Gesundheit so weit hergestellt ist, dass sie wieder an einem Leben außerhalb des Krankenhauses teilnehmen können, mit welchen Einschränkungen an Lebensqualität auch immer. Die Selbstwahrnehmung eines temporären Ausgeschlossenseins ist sicher ähnlich zermürbend, aber im Unterschied zu körperlichem Leiden, das immer auf Hoffnung setzt – ich werde wieder gesund, ich muss und will gesund werden, ich will leben! –, führt die erlebte Aussichtslosigkeit in der Depression in die Falle der Lebensverneinung und damit in die als zwingend empfundene Isolation.

Wie kann man ein erfülltes Leben in einem Satz zusammenfassen? Als Summe der gemachten Erfahrungen, der positiven und der negativen, der schmerzhaften und der leidenschaftlichen? Die Summe der Erfahrungen ist ja nicht die addierte Anzahl an Erlebnissen, sondern das, was uns nachhaltig anregt, formt und prägt – also das, was eines Tages unsere unverwechselbare Persönlichkeit ausmacht. Das Ansammeln von Erfahrungen ist kein bewusster Akt, es ist vielmehr das Ergebnis eines bewussten und engagierten Lebens. Erfahrungen sind die Spielmasse, die wir uns selbst formen, und sei es infolge von Schicksalsschlägen, Enttäuschungen und Niederlagen. Darum heißt es auch so treffend, ein reiches Leben sei ein tätiges Leben, womit ja nicht die Abfolge von Routinehandlungen gemeint ist, sondern ein umfassendes, komplexes geistiges, körperliches und emotionales Agieren – die verursachende Kraft, wie der Begriff Agens in der Philosophie verstanden wird, oder lateinisch Agens: »Das Tuende«. Damit ähnelt ein reiches Leben einer großen Bibliothek. Eine Bibliothek der unterschiedlichsten Erfahrungen gleicht einem uns faszinierenden Bestand an zugänglichen Büchern und Daten aus den unterschiedlichsten Wissensgebieten.

Wir sind aber auch vom anderen Extrem fasziniert: dem genialisch-einseitigen Tun eines Künstlers oder eines Forschers, der sich in äußerster Akribie in seinem Leben nur einem einzigen Gebiet widmet, wie der Sinologe, der über 50 Jahre nichts anderes getan hat, als die Verswerke eines japanischen Dichters zu übersetzen. Beides setzen wir mit einem erstaunenden Kosmos gleich, die Komplexität ebenso wie die extreme Fixierung auf einen einzigen Lebensinhalt oder Forschungsgegenstand.

Wir können also ein reiches Leben führen, das so manchem in seiner überbordenden Aktivität und Komplexität sicher Angst macht, aber ebenso auch eines, das in seiner absoluten Fokussierung beschränkt erscheint, während es für den Akteur den größten nur denkbaren Schatz bedeutet, den er niemals gegen ein anderes Lebenskonzept eintauschen würde. Das Stichwort für jedwedes als erfüllt empfundene Lebenskonzept ist die Selbstverantwortung. Je mehr wir unser Leben selbst in die Hand nehmen und es in der von uns intendierten Weise formen, desto zufriedener sind wir mit uns selbst. Geld allein macht noch nicht glücklich, es macht uns bestenfalls frei in und gegenüber zu treffenden Entscheidungen. Wir messen eine Lebensleistung viel zu oft an äußeren Aspekten und Insignien. Würden wir das bewunderte Gegenüber mit unserer flüchtigen Einschätzung konfrontieren, so würde das Ergebnis sicher unerwartet ausfallen. Was dem Betrachter als lebens- und erstrebenswert erscheint, kann für den Bewunderten selbst nicht nur ganz selbstverständlich, sondern auch geradezu überhaupt nicht erstrebenswert sein, so wie die Äpfel in Nachbars Garten immer besser schmecken als die eigenen.

Wie oft müssen sich Menschen, die unter schweren Depressionen leiden, den Vorwurf anhören: »Der hat doch alles, der sollte doch froh und dankbar sein – wir verstehen überhaupt nicht, warum gerade der an Depressionen erkrankt ist! Er ist doch nur überheblich, egoistisch und trotz bester Voraussetzungen auch noch lebensunzufrieden und undankbar!«

Derartigen Anfeindungen habe ich mich nicht nur in der Zeit der Erkrankung ausgesetzt gefühlt. Ich muss mich auch heute noch dagegen wehren, über all die Jahre nur ein Simulant gewesen zu sein, der sich auf Kosten anderer ein bequemes Leben erschlichen hat. Jetzt treffen mich diese Vorwürfe nicht mehr, aber in meiner schwachen Position des damals Kranken taten diese Angriffe und Verdächtigungen besonders weh.

Bleiben wir bei dem Vergleich einer gut bestückten Bibliothek der Erfahrungen als Synonym für ein aktives, selbstbestimmtes und glückliches Lebens. Wie aber sieht dagegen das Agens des von Depressionen geschüttelten Kranken aus? Wenn für den Gesunden die Erfahrungen der unverzichtbare Lebenssaft sind, dann müssen wir uns den Kranken als langsam und unerbittlich Verdurstenden vorstellen. Die Erfahrung, beinahe zu verdursten, ist ein Trauma, das oft erst nach Jahrzehnten als lebensbedrohende Erinnerung wach wird. So wird von Soldaten berichtet, denen bei U-Boot-Einsätzen das Trinkwasser ausging und die vor der Entscheidung standen, entweder zu verdursten oder beim Auftauchen angegriffen zu werden, und die im Alter deshalb zwanghaft Wasser sparten. Die WC-Spülung im Haus wurde abgestellt, die Wasserrationen zum Kochen auf ein Minimum beschränkt und jedwede Wasserverschwendung in der Familie wurde mit Panikattacken und schwersten Vorwürfen bedacht. Als ich meinen Nachbarn vor einigen Jahren fragte, ob er das Plätschern meines gerade fertiggestellten Brunnens im Garten auch als so angenehm beruhigend empfinde, antwortete er sichtlich in bösen Erinnerungen gefangen: »Nein, wenn ich das Geräusch von fließendem Wasser höre, denke ich zuerst einmal erleichtert daran, nicht verdursten zu müssen.«

Der in der Depression Verdurstende beobachtet sich selbst in großer analytischer Schärfe. Er spürt den immer stärker werdenden Durst, ist aber nicht in der Lage, ihn zu stillen. Er erlebt das Nachlassen der Kräfte, das Aufkommen der Hoffnungslosigkeit und reagiert krankheitsbedingt fatal: mit der Flucht aus dem Alltag gleichsam in die gefährliche Wüste. Aber gerade das Leben ist der unverzichtbare und unerschöpfliche Wassertank, aus dem er sich jederzeit auch verschwenderisch bedienen könnte. Er weiß es aber nicht, sondern sieht nur die alles verschlingende Wüste, nicht aber den lebensrettenden Wassertank neben ihm.

Erfahrungen sind das Trinkwasser des Lebens – täglich neu und unverzichtbar, um uns im Leben zurechtzufinden. Dabei geht es um alle Arten von Erfahrungen, die wir von der ersten Stunde bis ins hohe Alter machen – emotional, sprachlich, sozial, körperlich und natürlich fachlich, um unsere Qualifikation der Lebensbewältigung möglichst komplex auszubauen und zu festigen.

Menschen, denen man Erfahrungen verweigert, indem man sie über Monate in Isolationshaft sperrt und ihnen jeden Kontakt zu Menschen und Aktivitäten verweigert, verlieren irgendwann – und das häufig irreversibel – jedwede Orientierung. Sie büßen ihr Denkvermögen ein, ihre Sprache und die Fähigkeit, auf Umwelt- und Umgebungsreize adäquat zu reagieren. Sie verlieren ihren angeborenen Instinkt für Gefahren ebenso wie die sozialen Instinkte, die für jede Form der Kommunikation unverzichtbar sind. Die Isolationshaft ist aufgezwungen und fällt heute gemäß der Genfer Konvention unter den Straftatbestand der Folter. Und doch existiert sie auch in zivilisierten Ländern weiter – wider besseres Wissen um die Leben zerstörenden Folgen und das begangene Unrecht.

Die Isolation in der Depression dagegen ist ein erzwungenes In-sich-selbst-Einschließen. Es ist eine Lebens- und Erfahrungsverweigerung, die der Kranke als Zufluchtsort in der Unerträglichkeit seines Seins erlebt und nicht der Ort, der für ihn die größte Gefahr darstellt: das langsame Verkümmern des Lebenselans aufgrund von Unterforderung, Reizarmut und sozialer Isolation. Damit gleicht dieser Zustand einer krankhaften Immunschwäche, die die Abwehrkräfte des körpereigenen Immunsystems nicht gegen äußere Einflüsse aktiviert, sondern gegen den eigenen Körper richtet. Krankheiten des Immunsystems wie Aids lassen sich heute, nur 30 Jahre nach ihrem ersten Auftreten, behandeln. Aids und schnell folgender Tod sind schon lange keine Synonyme mehr.

Weltweite Forschungsanstrengungen und Informationskampagnen haben der Krankheit Aids nicht den Schrecken nehmen können, aber sie haben den Umgang mit der Krankheit versachlicht. Jeder in der westlichen Welt, der infiziert ist, kann heute auf kompetente Behandlung hoffen – und auf ein langes Leben, so schrecklich die Konsequenz der Diagnose auch immer ist.

Warum dieser drastische Vergleich zwischen Depression und Aids? Weil es um einen notwendigen Informationsstand über die Krankheit Depression geht und jeder, der sich dieser Information widersetzt, seine Selbstverantwortung nicht wahrnimmt. Die selbst gewählte Isolation und damit das Verweigern von Erfahrungen sind krankheitsbedingt, aber nicht notwendigerweise auch hilfreich. Die Immunschwäche der Seele können wir nur dann erfolgreich behandeln, wenn wir um die Krankheitsmechanismen wissen. Dazu gehört auch, die Gefahren, die durch den eigenen Rückzug in das Alleinseinwollen entstehen, nicht nur zu meiden, sondern ihnen, so schwer es auch fallen mag, entgegenzutreten. Ohne therapeutische Unterstützung ist das allein nicht zu schaffen. Vor der eigenen Erfahrung in die Wirkmechanismen der Depression muss daher die Information durch den Arzt oder Therapeuten stehen. Es ist nicht anders als bei anderen Krankheiten: Die Beurteilung, welche Behandlungsschritte zu welchem Zeitpunkt notwendig und hilfreich sind, liegt beim Arzt. Das Behandlungskonzept aber muss der Patient erfüllen. Das heißt in der Depression, dass alles, was den Erfahrungshorizont einschränkt oder behindert, konsequent vermieden werden muss. Jedwede Erfahrung, jedwedes Erlebnis ist hilfreich und allemal besser als das Vermeiden von Eindrücken, Erlebnissen oder auch nur Wahrnehmungen.

Mit der Überschrift des Kapitels der zu kleinen Bibliothek der Erfahrungen will ich nichts anderes sagen, als dass ein Nicht-Benutzen der Bibliothek einen Wissenschaftler oder Schriftsteller nicht von der Tatsache befreit, dass es zu jedem Zeitpunkt und an jedem Ort der Welt Menschen gibt, die sich mit großem Genuss und Erfolg dem Studium von Büchern in einer Bibliothek widmen. Sich selbst den Erfahrungen zu verweigern, wird niemanden auffordern, ihm nachzueifern. Der Rückzug in die Isolation ist also in doppeltem Sinne gefährlich, weil er ungeahnt selbstzerstörerisch ist – so paradox diese Erkenntnis für den Kranken auch sein mag, sucht er doch im gewählten Alleinsein nichts anderes als heilsame Entlastung von den eigenen Schmerzen der Hoffnungslosigkeit.

Wer aber um die Gefahr weiß, die ein ständiges Reduzieren der Erfahrungen bedeutet, wird eher gewillt sein, dieser Gefahr zu trotzen. Auch der Depressionskranke will nicht wirklich sterben. Aber wenn er sich unter therapeutischer Anleitung nicht gegen den selbstzerstörerischen Strudel der Krankheit wehrt, wird genau das geschehen: Irgendwann wird die Isolation unerträglich, irgendwann ist das Immunsystem der Seele so schwach, dass es keinen Widerstand mehr leisten kann.

Als Symptom ist das Verweigern von Erfahrungen ein Warnsignal. Ist die Depression sicher diagnostiziert, bedeutet der Rückzug in die Isolation eine große Gefahr. Erfahrungen sind für das Leben unverzichtbar, oder wie es ein bedeutender Verleger einmal gesagt hat: »Wenn ich auf eine einsame Insel verbannt würde, dann werde ich nicht ein Buch mit Salatrezepten mitnehmen, sondern die Bibel.«

Die Vulnerabilität in der Depression steht der eigenen Genesung im Wege. Das Verweigern von Erfahrung wird diesen Zustand nur verschlimmern. Meine Einschätzung ist, dass jede Überforderung hilfreicher ist, als in der Unterforderung zu versinken. Für dieses Behandlungskonzept allerdings bedarf es Zeit, Zuwendung und aufseiten des Therapeuten viel Erfahrung!

Ich versuche daher seit einigen Jahren, interessierte Psychiater und Psychologen mit dem notwendigen Erfahrungshorizont und der Kompetenz für ein Konzept zu einem überzeugenden Selbstmanagement in der Depression zu gewinnen. Ich habe diese Idee das »Stundenbuch für die Seele« genannt – also keine ganz neue Idee, sondern eher ein bewährtes Hausmittel, das nicht nur den Gläubigen seit dem Mittelalter Erbauung bot, sondern auch ganz handfeste Perspektiven. Kein Behandlungskonzept, sondern eher das Verbandsset in der Hausapotheke für die kleinen Verletzungen. Wenn es richtig blutet, muss der Notarzt kommen. Das ist beim Ausbluten der Seele nicht anders.

Wenn Angst den Willen zerfrisst

Angst? Das Verständnis von Angst ist recht homogen, allein der Schweregrad unterliegt der individuellen Einschätzung – die allerdings hat ein breites Spektrum. Bei der Angst in der Depression geht es nicht um eine singuläre, krankhafte Phobie, wie etwa die Schlangen-, Spinnen- oder Fahrstuhlphobie, sondern um eine diffuse Angst, die ebenso kräftezehrend ist wie hohes Fieber. Das hohe Fieber hat unterschiedlichste Ursachen und ist als Reaktion ein äußerst vielschichtiger Indikator für ein körperliches Ungleichgewicht, dessen Behandlung vom Leben rettenden Akuteingriff bei einer schweren Infektion bis zum geduldigen Abwarten bei einem leichten grippalen Infekt reichen kann. Angst weist ein ähnlich gefährliches Spektrum auf wie das Fieber und ist in der Depression meist mit Mitteln der »Hausapotheke« nicht zu kurieren. Vor allem dann nicht, wenn dem Außenstehenden die Angstsymptomatik besonders harmlos erscheint. Das Gleichnis vom Esel, der zwischen zwei gleich großen Heuhaufen in ebenso gleicher Entfernung steht und sich nicht entscheiden kann, von welchem er zuerst fressen soll und am Ende verhungert, soll das Dilemma in der depressionsbedingten Angst verdeutlichen – das Gefangensein im nicht aufzubrechenden Unvermögen, eine Entscheidung treffen zu müssen.

Aristoteles, Dante und Spinoza haben sich mit diesem gedanklichen Entscheidungsprozess, der Willensfreiheit ebenso wie der Befangenheit, als philosophische Problemstellung beschäftigt, aber dabei noch nicht an eine krankheitsbedingte Fehlschaltung des Gehirns gedacht, die gerade die freie Willensentscheidung unmöglich macht. Die Blockade heißt Angst, Angst in der Depression.

In Asien wird von ersten Fällen berichtet, dass Spielsüchtige vor ihrem Computer verdurstet sind, weil sie die Entscheidung pro Flüssigkeitsaufnahme versus Spielunterbrechung nicht mehr zu treffen in der Lage waren. Man mag dieses Beispiel unter tragischer Kuriosität abtun, aber genau dieses Gefangensein in der Angst um die richtige Abwägung wird in der Depression häufig zum lebensbedrohenden Scheideweg, oder besser: zu einer gefährlichen Sackgasse, aus der es kein Zurück gibt – wie in einer Reuse für den Aal, der den Weg hinaus nicht mehr findet und damit gefangen ist. Nichts anderes wollte der Fischer, der die Reuse ausgelegt hat, bezwecken.

In der Depression legen wir uns selbst diese Reuse aus, nicht voller Absicht, nicht fahrlässig oder einfach nur unbedacht. Nein, das Bild der Angstreuse steht für ein Krankheitssymptom, dem sich mit dem Werkzeugkasten der eigenen Erfahrungen nicht begegnen lässt. Wie der Aal der Reuse nicht entkommen kann, können wir in der Depression der Angst nicht entkommen – der unüberwindlichen Angst vor uns selbst. Es ist die Angst vor dem inneren Ausland, wie Freud die Seele genannt hat. In der Depression nehmen wir unsere eigene Seele, das, was uns ausmacht, unseren Lebensmotor, nicht nur als unzuverlässig, sondern auch als gefährlich wahr. Wir können dann unser Volumen und unser Potenzial, unsere Kräfte und unsere Kompetenz nicht mehr verlässlich einschätzen. Das Gegenteil von Angst ist Zuversicht. Und Selbstvertrauen ist das Schmiermittel dieses Motors der Zuversicht.

In der Depression geht es im Erleben – so meine Erfahrung – nicht um konkrete Ängste. Diese Form von Ängsten mag die Depression verstärken – Flugangst, Angst vor Menschen, Angst vor Leistungsbeweisen –, sie ist aber nicht die wirkliche, die existenzielle Bedrohung. Die liegt in uns selbst und hat einen Namen: Angst vor der Entgrenzung des Ich. Was meine ich damit?

Die Depression gleicht einer Würgeschlange, die, um ihr Opfer fressen zu können, dieses durch Strangulation zuerst einmal töten muss. So geht es auch dem Kranken. Er stranguliert seine Fähigkeiten so lange, bis nichts mehr von der eigenen Person, der Seele, des Ich, übrig bleibt – ein Zustand der finalen Atemlosigkeit. Dieser Prozess endet in der verzweifelten Selbststrangulation. Es ist ein schleichender Vorgang unter großen Qualen. Das Selbst als noch agierende Seele wendet sich irgendwann gegen das Ich – langsam, aber sehr entschlossen. Wir wissen noch zu wenig über diesen krankheitsbedingten Prozess der Selbstzerstörung. Aber je mehr wir von diesen Erscheinungsformen kennen, je mehr Erfahrungen dem Kranken aus fachlichklinischer Sicht und Kompetenz als Information angeboten werden, desto weniger stellt sich der eigene Zustand als fremd dar. Je mehr er entmystifiziert wird, desto weniger bedrohlich muss er erscheinen. Welche Entlastung in der Isolation der Depression!

Das Wissen um den Verlauf der Depression, ihre Ausprägung und die Gefahren ist deshalb so wichtig, so überlebenswichtig, um sich der am Ende tödlichen Strangulation zu entziehen.

In diesem Krankheitsprozess erfährt die Einschnürung des Ich eine gegenläufige Bedrohung: die Angst vor der Entgrenzung der eigenen Phantasien. Es ist ein letztes Abwehren des Zurück – des Zurück ins Leben. Ich kann hier nur von eigenem Erleben sprechen, aber ich wage nach den Hunderten von Kommentaren und den öffentlich geäußerten Defiziten zu den so vielfältigen Fragen zur Depression die Behauptung, dass die Depression – es muss beim ersten Lesen paradox erscheinen – eine krankheitsbedingte Lebensverweigerung darstellt – mit nichts vergleichbar, einzigartig.

Ein Aspekt der Lebensverweigerung ist die Angst vor sich selbst und dem Versagen. Wer an Depressionen leidet, will keine Fehler machen, weil Fehler für ihn Inkompetenz und damit Enttäuschung bedeuten – und immer wieder eine schmachvolle Zurücksetzung. Es ist nur zu verständlich, dass eine solche Angsterfahrung einem Sog gleicht, der all das, was auch nur im Ansatz zum Scheitern führen könnte, mit sich reißt und damit das Ich in seinem Handlungsspielraum immer mehr einschränkt, so lange, bis auch kleinste Verrichtungen unüberwindlich erscheinen. Das gilt für das Denken ebenso wie für das Fühlen und auch das Handeln. Am Ende steht die Hilflosigkeit, das Leben überhaupt noch bewältigen zu können, und der Kranke verhungert an seiner Angst ebenso wie der Esel in seiner Entscheidungslosigkeit.

Den Versagensängsten lässt sich therapeutisch gut begegnen. Das Stichwort heißt Konditionierung. Der Kranke muss langsam und behutsam wieder mit Forderungen konfrontiert werden und das Gefühl der Sicherheit zurückerlangen, dass zwar nicht alles schon wieder möglich ist, aber zumindest doch ein wenig. Auch wenn diese aufgezwungene Relativierung des eigenen Könnens besonders schmerzhaft ist und der Prozess der Ich-Stabilisierung lange dauern kann, so ist die Selbsterfahrung durch Selbstverantwortung doch der entscheidende Baustein, um das Ich-Gefüge wieder lebenstragfähig zu machen. Hier kann die konsequente Orientierung über das Stundenbuch – siehe eigenes Kapitel am Ende des Buches – hilfreich sein, weil sich der Kranke nur vor sich selbst und nicht vor einer therapeutischen Instanz verantworten muss.

Es gibt aber auch eine Entgrenzung des Ich in eine andere, noch gefährlichere Richtung: die Angst, zu stark zu werden. Es ist eine unbewusste und nur schwer aufzuspürende Angst, weil sie über lange Zeit ein notwendiges Überlebensmuster bedeutete. Auch wer nicht unter Depressionen leidet, kennt dieses Phänomen der Manipulation durch als übergeordnet empfundene, gefährliche Instanzen: Vater, Mutter, aber auch Großeltern und Geschwister, die ein Ich bis ins hohe Alter (und manchmal sogar noch über den Tod des als bedrohlich Empfundenen hinaus) im Denken, Fühlen und Handeln prägen können. Diese Nichtablösung aus der Abhängigkeit behindert den Betroffenen ebenso in der Entwicklung zu einer eigenständigen, unverwechselbaren

Persönlichkeit wie das angstgeprägte Verhalten in der Depression, in der das Ich die eigene Erstarkung als bedrohlich empfindet: Es ist die oft in der frühen Kindheit angelegte Furcht vor dem Liebesentzug und der Zurückweisung durch die gefürchtete Bezugsperson. Ob diese real das Fürchten gelehrt hat oder dieses auch nur so empfunden wurde, ist dabei unerheblich. Es ist dasselbe Verhaltensmuster, das wir in der Natur finden: Die jungen Löwen beginnen erst dann mit dem Machtkampf um die Rudelherrschaft, wenn sie einigermaßen sicher sein können, dass sie den bisher allmächtigen Rudelführer auch gewiss durch Überlegenheit für immer vertreiben können. Sonst setzt es kräftige Prankenhiebe, die auch schon einmal tödlich verlaufen können.

Im menschlichen Familienverband finden diese Standortbestimmungen in der Pubertät statt, was auf beiden Seiten, bei Eltern und Kindern, zu erheblichen Spannungen und auch Revierkämpfen zwischen den Generationen führen kann – so weit, dass die Seite, die sich immer wieder missverstanden fühlt, die Beziehung innerlich abbricht und nur darauf wartet, das Leben selbst und ohne Bevormundung durch den anderen in die Hand nehmen zu können. Wird der Bruch als endgültig empfunden, verweigern Kinder – seltener die Eltern – den Kontakt ganz. Manche legen sogar ihren Familiennamen ab, um endgültig mit der ungeliebten Vergangenheit auch symbolträchtig zu brechen.

In der Depression fehlt dem Kranken nicht nur die Entschlossenheit zu einem solchen selbstbewussten Handeln der Abgrenzung, er nimmt ihre Notwendigkeit häufig über viele Jahre gar nicht wahr, sondern sucht den seelischen Schutz in der selbst gewählten, jeden Tag aufs Neue fein austarierten Unterordnung: Konflikte werden als das eigene Leben bedrohend empfunden, und das so tief und unbewusst wie der uns angeborene Instinkt, nicht einschätzbare Gefahren zu meiden.

Diese Form der ängstlichen Subordination in der Depression kann dazu führen, dass der Betroffene in seiner Entwicklung überhaupt nicht herausgefunden hat, über welche Fähigkeiten und Stärken er eigentlich verfügt. Damit gleicht er einem Werkzeugkasten, von dem nur das oberste der drei Ablagefächer auf den ersten Blick zugänglich ist, die darunterliegenden aber nie geöffnet werden. Es stehen also im schlimmsten Falle nur Schraubenzieher für das aufzubauende »Lebenswerk« zur Verfügung, nicht aber alle anderen notwendigen Werkzeuge, wie Hammer, Schraubenschlüssel, Zangen, Bohrer und was auch immer. Natürlich kann man auch mit einem Schraubenzieher eine Menge bewirken, aber jeder handwerklich Tätige weiß, wie unverzichtbar ein vollständiger und gut ausgestatteter Werkzeugkasten für eine kompetente Arbeit ist. Der Depressionskranke aber verweigert das Öffnen der anderen Schubladen, weil er vorbewusst seine Möglichkeiten einschränken will – gleichsam wie ein Geselle, der sich absichtlich ungeschickt anstellt, damit der Meister nicht in seinem Überlegenheitsgefühl erschüttert wird. Eine solche permanente Unterforderung dient dazu, die eigenen Kräfte nicht entwickeln zu müssen, um keine Gefahr für die als bedrohlich empfundene Konkurrenz der anderen Familienmitglieder darzustellen. Das Ergebnis ist ein partielles Verkümmern als Selbstschutz.

Es gibt zu dieser Haltung eine Variante, die einen ähnlichen Hintergrund hat, aber nicht der Depression zugerechnet werden kann: die Lebensflucht in Alkohol oder Drogen. Wer meint, sich Mut antrinken oder Größenphantasien im Rausch erleben zu müssen, nicht aber die eigene Größe in der Realität erleben zu können, flüchtet ebenso in eine Scheinwelt wie der Depressionskranke – nur aus ganz anderen Beweggründen. Beide aber wollen der eigenen Realität nicht ins Auge sehen, sie wollen nicht ihr wirkliches Ich, sondern ein auf Zeit geliehenes Ich ausleben. Der eine in der rauschhaften Übersteigerung, der andere in der Vermeidung, sein wahres Ich zu leben.

Die Angst vor einer vermeintlichen Grenzüberschreitung des Ich ist ein bekanntes Phänomen in der Depression. Der Kranke glaubt, sich selbst nicht ausfüllen zu können und macht sich permanent künstlich klein, um jedwede Grenzerfahrung im Konflikt mit dem drohenden Gegenüber, aber auch in einem möglichen Scheitern zu vermeiden.

Es kann manchmal sehr lange dauern, bis sowohl der Therapeut und irgendwann auch der Patient diese vermeintlichen Schutzmöglichkeiten erkennt und sich dann auch einmal traut, »bis an die Grenzen zu gehen«. Diese Grenzüberschreitung bedeutet unter Umständen, die Erfahrung machen zu müssen, dass man selbst längst viel besser ist als das gefürchtete Alter Ego.

Jeder Forscher, jeder Sportler, jeder Künstler, jeder, der im Sinne einer Karriere Erfolg haben will, muss sich mit dem anderen, dem Konkurrenten, messen. So sind die Spielregeln. Erfolg haben zu wollen heißt, besser sein zu müssen als die Mitspieler des Lebens. Wenn es so ernüchternd und lebensweise heißt, Homo hominis lupus – der Mensch ist des Menschen Wolf –, dann trifft genau diese Charakterisierung auf den Depressionskranken nicht zu. Er ist vielmehr in der gelebten Angst vor dem Wolfsein das opferwillige Schaf, das nicht zum Wolf mutieren will. So kann also eine Facette der Depression auch die Flucht aus dem Leben in die Unscheinbarkeit sein, die allein ein Überleben zu versprechen scheint. Warum es in der Krankheit zu dieser Lebensflucht kommt, wissen wir noch nicht, dass sie aber ein Krankheitszeichen ist, das ist unbestritten.

Wie also kann dann ein Ich-Management, also eine Ich-Verantwortung, aussehen, die aus dieser Reusensituation der biografischen Gefangenschaft hinausführt, zurück ins offene Meer des Lebens?

Es ist nie besonders angenehm, mit der Wahrheit über die eigenen Fähigkeiten und Unzulänglichkeiten konfrontiert zu werden. Aber diese Form des Selbstbewusstseins, also der Ehrlichkeit sich selbst gegenüber, kann auch den Weg ins biografische Glück bedeuten. Ich selbst hatte in meiner Adoleszenz immer ein gewisses Bild von mir: So bin ich, so werde ich auch weiterhin sein, nur halt älter und vollkommener. Das war ein großer Irrtum, es war meine Lebensillusion. Als ich hätte spüren und erkennen müssen, dass ich der zukünftige Kaufmann niemals sein würde, auch nicht der Künstler, da habe ich diese Umwege in meinem Leben als furchtbaren Schock empfunden. Ich konnte mir auch nicht eingestehen, dass Umwege die Ortskenntnisse des eigenen Ich erhöhen können. Diese humorvolle Lebenseinstellung war mir verschlossen, besser: Dazu hatte ich nicht den Mut. Ich habe diese Lebensspanne eher unter dem Motto »Einmal Versager, immer Versager« verbucht und bin in die Depression hineingeraten. Ich habe diesen Schritt selbst nie als Flucht, sondern als Fluch erlebt.

Nach Überwindung der Depression sehe ich die Zusammenhänge heute anders. Die Zeit der Krankheit war der notwendige Werdeprozess, um mich in der Welt einrichten zu können. Aber ebenso, wie man eine Wunde schlecht versorgen kann, sodass sie sich entzündet und sogar zur Blutvergiftung führen kann, so sehe ich heute meine Depression als eine damals schlecht versorgte Wunde an. Aber: Wer Angst hat vor dem mit dem Arzt verabredeten Verbandswechsel, ist auch für eine mögliche Entzündung der Wunde mitverantwortlich. Er hätte also die Verschlechterung seines Gesundheitszustandes durch Selbstverantwortung möglicherweise verhindern können. Ich selbst sehe mich genauso an der viel zu lange währenden Behandlungszeit beteiligt, mache aber selbstentschuldigend geltend, dass mich keiner meiner behandelnden Ärzte oder Therapeuten auf die typischen Wundreaktionen bei falscher Versorgung meiner »Seelenwunde« hingewiesen hat. Selbsterkenntnis hieß damals die Behandlungsparole, die leider bis heute durch so viele psychologische Praxen geistert und Rechtfertigung dafür ist, dass sich Therapien oft über Jahre hinziehen. Und stellt sich für alle sichtbar nie ein Behandlungserfolg ein, dann erhält der Patient eben das Etikett »therapieresistent«.

Auch wenn sich hier vielleicht meine eigenen Erfahrungen wie ein Extremfall lesen mögen, so bin ich doch immer wieder überrascht, wie häufig Patienten, die unter Depressionen leiden, oft über lange Zeit sich selbst überlassen bleiben – manchmal so lange, bis sie seelisch verbluten. Ich bin kein Therapeut und maße mir nicht an, Behandlungsvorschläge zu machen. Aber ich weiß aus eigener, schmerzhafter Erfahrung, dass ich meinen Therapieweg sehr viel früher zurück ins Leben hätte verlassen können, wenn ich besonders über das Phänomen der Angst in der Depression mehr gewusst hätte. Ich war zu wenig selbstbewusst, mir die nötigen Informationen zu besorgen. Aber meine Therapeuten haben auch nicht erkannt, dass das Wissen über die Krankheitsphänomene der Depression viele Irrwege hätte vermeiden können. Diesen so entstandenen Lebenszeitverlust empfinde ich noch immer als sehr schmerzhaft, weil er so unnötig war. Auch ich galt lange Zeit als therapieresistent. Und dabei hatte ich immer und immer wieder nach Hilfe gesucht.

Die Botschaft, die ich an dieser Stelle geben kann, lautet, alles zu unternehmen, das Phänomen der Angst in der Depression zu verstehen. Informationsquellen gibt es inzwischen in der Literatur und im Internet genug. Der zweite Schritt sollte sein, die eigenen Ängste auf Plausibilität zu überprüfen. Dazu bedarf es eines guten Therapeuten als spiegelndes Gegenüber, der jedwede Reaktion in dieser Angstbegegnung bemerkt, ihre Heftigkeit beurteilt und abzuschätzen in der Lage ist, wann der rechte Zeitpunkt für eine Konfrontation gekommen ist: der Konfrontation mit sich selbst. Wenn wir uns der Ängste wirklich bewusst sind, wenn wir ihre Qualität beschreiben und ihr Bedrohungspotenzial abschätzen können, kann das ein Weg sein, der Lebensgefahr – auch im übertragenen Sinne – auf die Spur zu kommen. Die Frage ist, ob die eigenen Ängste eher Objektcharakter haben oder selbst ein Subjekt darstellen, das in uns ein zerstörerisches Eigenleben führt. So könnte das Verständnis von Selbstverantwortung gegenüber der Angst aussehen – eine emotionale ebenso wie eine intellektuelle Begegnung mit der Angst. Die Angst, wie einem Fremden zu begegnen ist, der etwas ausstrahlt, das sowohl verwirrt als auch fasziniert, kann ein hilfreicher Weg sein, Angst zu entschlüsseln: Was ist dieses Fremde, warum beschäftigt es mich so?

Mich haben die unterschiedlichsten Ängste in meinem Leben begleitet, sie waren viel zu oft präsent. Die Lebenserfahrungen in der Depression haben mich inzwischen gegen jedwede Form zerstörerischer Ängste immunisiert. Ich bin heute angstfrei, weil ich heute eine eventuell aufkommende Angst als Herausforderung verstehe, als Prüfung, die ich zu bestehen habe, gleichsam als Auslöser eines Leben rettenden Instinkts. Aber auch nicht mehr – und nie wieder als Versuchung, das Selbst-Bewusstsein und die Selbstverantwortung aufzugeben. Angstfrei und dabei nicht selbstüberschätzend und sorglos zu sein, ist heute für mich ein selbst erarbeitetes Lebensfundament. Wer nie mit der Depression konfrontiert war, hält dieses Lebens- und Selbstverständnis völlig zu Recht für den Normalzustand.

Das entzogene Glück

Das Wort Glück ist von einem ähnlich komplexen Nimbus umgeben wie die Liebe, der Tod und die Macht. Jeden der genannten Begriffe assoziieren wir zunächst ganz impulsiv mit Stereotypen. Die Liebe sehnsuchtsvoll mit Erfüllung, den Tod als geheimnisvollen Schrecken und Macht mit der Faszination der Möglichkeiten. Und Glück? Hier ist das Spektrum dessen, was uns einfällt, noch sehr viel größer und als Auslöser so ganz unterschiedlicher Assoziationen besonders vielschichtig. Wenn wir unseren Gedanken im Zusammenhang mit dem Wort Glück freien Lauf lassen, geraten wir schnell auf emotional hochfliegendes, aber auch gefährliches Terrain: Zuerst streift unsere Phantasie das selbst erfahrene Glück – vom endlich erreichten Schulabschluss über das Ehe- und das Mutterglück über das bilanzierte, tragfähige Lebensglück, das Glück als Erfolg im beruflichen Leben, bis hin zu den unvergesslichen singulären Glücksmomenten, die wir alle irgendwann erleben, die wir erinnern, auf die wir stolz sind, ja, in denen wir manchmal so gern schwelgen. Glück bedeutet erfüllte Sehnsucht. Aber schon bald spüren wir, dass unsere Gedanken auch die andere Seite des Glücks streifen, das unerfüllte Glück, das zerbrochene Glück, das enttäuschte Glück – und auch das so offensichtliche Glück der anderen. Diese Facetten des Glücks lösen Bitterkeit aus, münden schnell in Verzweiflung und Trauer. Manchmal auch in Hoffnungslosigkeit. Dann heißt es: Nein, das große Glück werde ich in meinem Leben wohl nicht noch einmal erfahren.

Das Nachdenken über das Glück wird dann zur negativen Lebensbilanz – wenn auch nur für den Augenblick, in dem wir unsere Vorstellung von Glück reflektieren. Wir sagen dann so gern entschlossen: Das Leben muss weitergehen. Und genau in dieser formulierten Entschlossenheit schwingt – oft nur leise, aber unüberhörbar – der Wunsch mit, dass es anders kommen möge, dass das Glück sich hoffentlich nicht für immer von uns abgewendet hat. Das gilt für alle Lebensphasen, von den frühen, ganz frühen Erfahrungen mit der Depression in der Jugend ebenso wie in den späteren Lebensabschnitten.

Das versagte Glück hat – neben aller Enttäuschung – auch die Kraft der positiven Emotion in der besinnlichen, selbstkritischen Erinnerung. Ganz anders dagegen schlägt unser Gefühl aus, wenn wir das Wort Unglück oder gar Verunglücken wahrnehmen. Es ist nicht, obwohl auch hier das Wort Glück enthalten ist, das Gegenteil des emotionalen Empfindens von Glück, sondern es birgt eine ganz andere Qualität: die eines schicksalhaften Schreckenserlebnisses, dem wir machtlos ausgeliefert sind. Das Glück können wir suchen, wir können es uns erarbeiten oder es wird uns geschenkt. Dem Unglück aber können wir aktiv nicht entgegenwirken.

Die Beschäftigung mit dem Unglück kann auch zur Sehnsucht werden. Für einen depressiven Menschen, der das Leben nicht mehr erträgt, ist das Herbeisehnen des Verunglückens das einzige noch zu verfolgende Ziel, zuerst in zermürbenden Gedankenschleifen und später als Inszenierung. Viele Suizide folgen diesem Muster und werden – oft über Wochen und Monate äußerst präzise geplant – später genau so erlebt und wahrgenommen: als Unglücksfall.

Schicksalsschläge sind Facetten des Lebens, den einen treffen sie mehrfach, den anderen vielleicht nur einmal. Wir können ihnen nicht entrinnen. Manchmal, in einer melancholischen Verfassung, malen wir uns vielleicht sogar aus, welcher Schicksalsschlag zur eigenen Biografie passen könnte und wie er sich wohl ereignen wird. Aber das sind Gedankenspiele, die sich auch wieder verflüchtigen. Wer dagegen über längere Zeit nur noch über Schicksalsschläge phantasiert, über Unglück und Tod, der ist wirklich in Gefahr.

Es gibt Lebensphasen, in denen wir uns intensiv mit dem Glück beschäftigen. In der Projektion ebenso wie in der Rückschau. Manchmal wünschen wir uns, das Glück erzwingen zu können, wir träumen vom Glück im Spiel, an der Börse oder in unseren Geschäften, in der Forschung und natürlich in der Liebe. Es gibt daneben auch den ganz unaufgeregten Gleichklang des Lebens, den wir als angenehm empfinden, als wohlig, mögen die Ausschläge in die Sphären des Glücks darin auch nur gering sein. Wir können uns das Glück, oder besser: die Glücksmomente, auch erarbeiten. Ja, wir können sogar – jeder für sich – Rezepturen entwickeln, die uns mit großer Wahrscheinlichkeit an die Glücksempfindung heranführen.

Ich selbst habe für mich Mechanismen entdeckt, das Glück gleichsam herbeirufen zu können. Diese erfordern allerdings einen nicht unerheblichen Aufwand: zuerst den der immer wieder bewusst zelebrierten Selbstwahrnehmung, das Geschenk einer glücklichen Familie, das Erleben von liebevoller Zweisamkeit, das der Kinder und das Geben und Nehmen in der Freundschaft. Und dann ganz pragmatisch ich-bezogen: Ich muss mich aufs Rad setzen und mich mindestens eine Stunde – allein oder geteilt – der Schönheit der Natur aussetzen. Alternativ gelingt es mir über das Wandern. Auch hier spielt der Faktor Zeit eine wichtige Rolle: Unter einer Stunde und dem unbedingten Einlassen auf das Naturerlebnis bleibt das Glück in mir gleichsam stumm. Kurz: Ich muss dem Glück Zeit schenken, Zeit, die ich nicht mit anderen Dingen verbringe im Sinne eines Multitasking. Was ich mit meiner angelernten Rezeptur nicht steuern kann, ist die Intensität des Glücks. Die ist gleichsam launisch. Vor allem ist sie unbestechlich und unergründlich autonom.

Das Glücksempfinden ebenso wie die Sehnsucht nach dem Glück – in welcher Ausprägung und Intensität und in welchen Lebensbereichen auch immer – sind die unverzichtbaren Energiequellen für unser Leben. Es gibt auch andere: Freude, Wünsche, Disziplin, gelebte Anstrengung, Durchhaltevermögen und als Gegenpol Muße und das Loslassenkönnen im Genießen. Wer an Depressionen leidet, dem versiegen diese Quellen nach und nach. Glück und Wünsche verdunsten gleichsam zuerst, sie verflüchtigen sich nicht allein im Erleben, sondern auch in den Gedanken. Und irgendwann verlieren wir den Zugang zum Glück ganz. Die Depression nimmt uns die Orientierung, sie zermürbt das Selbstwertgefühl und raubt uns den einst so verlässlichen seelischen Tastsinn. Wir werden in der Depression nicht nur blind für das Leben, nein, wir zerstören uns langsam selbst. Anfangs ist dieses Selbsterleben verwirrend, es macht uns unsicher, später zweifeln wir an all dem, was wir tun, bis wir am Ende zum Spielball der eigenen Todesssehnsucht werden. Das ist die lebensgefährliche Plateauphase der Depression.

Auf dem Weg dorthin verlieren wir als Folge der Krankheit wie bei einer Vergiftung irgendwann das Bewusstsein und die Kontrolle über unser Denken. Die Selbsteinschätzung verschwimmt, die Sensorik schlägt Kapriolen, sodass wir uns weder auf unsere Wahrnehmung noch auf unser Denken verlassen können. Wir wissen nicht mehr, was gut ist für uns und was nicht. In der Depression geben wir die Selbsteinschätzung aus der Hand. Wir leugnen unsere Stärken, der Blick in der Selbstbespiegelung ruht allein auf den Schwächen, und auch die werden in einer Weise verzerrt, dass sie jeden Realitätsbezug verlieren. Unsere Konturen verschwimmen nicht nur im Selbsterleben, sie lassen uns auch fremd erscheinen in der Außenwirkung – hilflos, grüblerisch, abweisend. Der Depressionskranke wird für andere anstrengend, weil seine Reaktionen nicht berechenbar sind, weil jedwede Form von Zuwendung ins Leere geht. Niemand ist gern hilflos, weil er dann auch selbst wehrlos ist und sich in seiner Existenz bedroht fühlt.

Für die Gegenwehr in der Depression und schließlich für ihre Überwindung ist es sehr wichtig, um all diese Facetten der Krankheit zu wissen, um die anfängliche Selbstdemontage ebenso wie um die späteren zerstörerischen Absichten, Gedanken und schließlich Pläne. Nur wer um das Ausmaß einer Gefahr weiß, wer die Ruhe bewahrt, um sie einschätzen zu können, kann sich ihr auch rational aussetzen. Es mag ein Restrisiko geben, aber das nimmt der Akteur im Sinne eines höheren Zieles in Kauf. Ähnlich verhält es sich in der Depression: Der Kranke muss sich mit seinem Zustand auseinandersetzen – manchmal auch unter Zwang um seiner selbst willen, bis er die Kontrolle über sich zurückgewonnen hat.

Der Weg aus der Depression erscheint im Rückblick häufig geradezu mysteriös. Wer der Selbstorientierung verlustig gegangen ist, kann auch keine Selbstverantwortung übernehmen. Er muss sie erst wieder lernen, langsam und unter Anleitung. Der Kranke steht gleichsam am Ufer eines reißenden, breiten Gebirgsbaches. Eine alte Holzbrücke führt hinüber, die Bretter sind morsch, das Geländer fehlt schon lange – kein sehr vertrauensvoller Anblick. In seiner Lebensangst würde es der Kranke nie wagen, über diese Brücke zu gehen, um das so offensichtlich reizvolle andere Ufer zu erreichen. Wenn aber in dieser Situation jemand vorbeikommt, der diese Brücke gut kennt, doppelt so schwer ist und dennoch mit beherztem Schritt in großer Selbstverständlichkeit hinübergeht, dann scheint die Brücke tatsächlich tragfähig zu sein. Jetzt würde auch der Depressionskranke nicht zögern, ans andere Ufer gelangen zu wollen. Er braucht einfach für eine bestimmte Zeit – nur für eine bestimmte Zeit! – das Gefühl geschenkter Sicherheit, so wie es der Patient auf der Intensivstation ganz selbstverständlich erfährt.

Anders, als es so manche Therapiekonzepte vorsehen, die allein auf Introspektion, Selbsterfahrung und Ursachenerkundung setzen, habe ich die Erfahrung gemacht, dass sich der Depressionsverwirrte nach nichts mehr sehnt als dem beispielhaft übergewichtigen Mann, der so selbstverständlich über die Brücke geht – weil er sie kennt, weil er sie einschätzen kann, weil er Erfahrung mit ihrem Tragverhalten hat. Wahrscheinlich sind nur die Stegbretter morsch und darunter verbirgt sich eine äußerst stabile eiserne Konstruktion. Über die wird auch der Kranke einst wieder verfügen, wenn er denn nur klug, erfahren und kompetent in der Therapie wieder zu sich und seinem eigenen Tragverhalten Vertrauen gewinnen kann. Es ist ein mühsamer, ein zeitraubender Lernprozess, ein Genesungsweg, wie er uns auch bei anderen schweren Krankheiten aufgezwungen wird.

Wir sind in unserer Generation ja nicht als Erste der Depression ausgesetzt – auch wenn es jeder Kranke zuerst einmal so empfindet. Goethe, der nachweislich unter Depressionen litt, hat es so formuliert:»Seelenleiden, in die wir durch Unglück oder eigene Fehler geraten, zu heilen, vermag der Verstand nicht, die Vernunft wenig, die Zeit viel, entschlossene Tätigkeit hingegen alles.« Goethe hatte offenbar eine eher nicht lebensbedrohende Form der Depression, sonst hätte er die Linderung bringende Erfahrung des allein selbst entschlossenen Tätigseins nicht machen können. Tätigkeit – so das bleierne Vorurteil gegenüber der Depression – ist kein Heilmittel. Das ist viel zu kurz gedacht. Und doch ist die Essenz goethescher Beobachtung richtig. Er hat ja keinen Therapievorschlag formuliert, sondern eine persönliche Lebenserfahrung. Und die gilt für jede Krankheit, ebenso wie für das gesunde, das aktive, das als so unbeschwert empfundene Leben.

Wer nach einer waghalsigen Abfahrt am Ende des Skihanges mit gebrochenem Bein ärztlich versorgt werden muss, wem gleichsam die Knochen wieder zusammengenagelt werden müssen, bedarf in der Rekonvaleszenz der gekonnten physiotherapeutischen Unterstützung. Darüber besteht gesellschaftlicher Konsens und die Krankenversicherungen übernehmen fraglos die Kosten vom Muskelaufbau bis zum wieder verlässlichen Gehverhalten. Einer vergleichbaren, ebenso selbstverständlichen therapeutischen Begleitung bedarf auch der Depressionskranke: schnell, kompetent und kompromisslos.

Ich habe einen Freund bei seinen ersten Gehversuchen nach einem Fahrradunfall und Monaten im künstlichen Koma und vielen Operationen erlebt. Der Anblick war erschütternd – nicht nur die Hilflosigkeit, vor allem seine Verzweiflung und seine anfängliche Mutlosigkeit, sich dem langwierigen und schmerzhaften Prozess einer über Jahrzehnte vertrauten Selbstverständlichkeit – dem Gehen – in kleinsten, so mühsamen und gleichzeitig so lächerlichen Schritten aussetzen zu müssen. Die Informationen der Ärzte über die anstehenden Behandlungsschritte, über den Heilungsverlauf der Brüche, wann die Nägel wieder entfernt werden müssen bis zu einem Gesamtkonzept – inhaltlich und zeitlich –, in welchem Zeitrahmen er nicht nur das Krankenhaus verlassen kann, sondern auch wieder gehen und vor allem mit dem geliebten Rennrad fahren kann, haben seine Selbstverantwortung in der Bewegungstherapie beflügelt. Er hat alle Prognosen übertroffen und sitzt längst wieder auf dem Rad – ein kleiner und neben dem großen, dem Überleben, ganz wichtiger Aspekt seines Glücks.

Wer unter Depressionen leidet, ist ungeduldig. Er gibt sich nicht mit kleinen Anzeichen der Besserung zufrieden, weil er sie nicht wahrnimmt und auch nicht wahrnehmen kann. Ziel der Therapie muss es daher sein, eine Kaskade von kleinen Schritten einzuleiten, weil nur ein wirkliches erstes Erfolgserlebnis so viel überzeugenden Einfluss hat, dass die Therapie darauf aufbauen und den Kranken aktiv in den Gesundungsprozess einbinden kann.

Noch einmal: Der Patient ist sich in der Depression selbst fremd, er traut den Ausschlägen seines Empfindens nicht. Und doch werden schon in der Phase des depressiven Geschehens, in der vermeintlich nichts passiert, die Weichen für die Genesung und damit für die Zukunft gestellt. Selbst kann der Kranke all das nicht einschätzen. Dabei muss er permanent unterstützt und bestärkt werden, genauso wie das Unfallopfer bei den ersten mühsamen, weil so entmutigenden Gehversuchen.

Die Depression stellt das bisherige Leben in all seinen Facetten zur Disposition. Der Tod von eigener Hand hat in diesen bilanzierenden Überlegungen hohe Priorität. Es gibt (noch) nicht den Königsweg in der Depressionsbehandlung. Den müssen Therapeut und Patient selbst eruieren und dann in großer Konsequenz verfolgen. Es ist ein schmerzhafter Prozess, weil Vergangenheit und Gegenwart, Vorlieben und Abneigungen, Gewohnheiten und Ängste und das ganze Beziehungsgeflecht – privat und beruflich – auf den Prüfstand kommen. Und damit auch die eigenen Glücksvorstellungen. Auch wenn die Kausalität der Depression noch immer nicht eindeutig erforscht ist, so hat natürlich die bisherige Lebensführung vor der Erkrankung ihre eindeutigen biografischen Spuren hinterlassen. Aber diese Spuren sind plötzlich nicht mehr so eindeutig zu identifizieren, dass man auf ihnen entweder in eine eindeutige Richtung weitergehen oder ihnen zurück in den einstmals gesunden Zustand der Seele folgen könnte. Die Spuren sind verwischt und nicht verlässlich zu identifizieren.

Es ist schwer vorstellbar, dass gerade diese Phase der Verwirrtheit in den eigenen Lebensvorstellungen, in den Erfahrungen, den Plänen und den Bewertungen über lange Zeit von großer Unsicherheit geprägt ist, auch wenn die körperlichen Symptome der Depression sich langsam im fortschreitenden Genesungsprozess verflüchtigen. Jedes Gefühl, jede Aktion und jedes Erleben werden auf ihren Wahrheitsgehalt überprüft, auf ihre Verlässlichkeit darauf, ob sie in der Wahrnehmung Unsicherheit oder Sicherheit auslösen – so lange, bis sich wieder die Normalität eines beginnenden Selbstvertrauens einstellt. In diesem Stadium kann die Therapie nicht viel mehr leisten als die Gehhilfe in der Rekonvaleszenz nach einer schweren Fraktur des Beines.

Es stellt sich eine zunehmende Gewissheit ein, dass man sich neu im Leben einrichten muss, dass vieles nicht mehr so sein wird wie vor der Krankheit. Das Glückserleben sowie das

Wunschspektrum sind neben der sich verflüchtigenden Lebensangst die präzisesten Indikatoren, ob und wie weit die Depression überwunden ist. Glück ist der Seismograf der wiedererlangten und wiedererarbeiteten Gesundheit.

Jeder erlebt Glück anders. Das große ebenso wie das kleine, und es erstaunt mich immer wieder, wie sich meine eigenen Glücksvorstellungen im Laufe der Zeit, der Krankheitsphase über viele Jahre und dann infolge eines Neuanfangs nach der Depression gewandelt haben. Natürlich haben viele Stereotype vom Glück ihre Berechtigung. Es gibt ein recht uniformes Verständnis, was Glück ausmacht – beginnend damit, kein Unglück erleben zu müssen. Das Streben nach Glück ist die uns allen innewohnende Überlebenskraft, allerdings mit äußerst feinen Verästelungen bei jedem Einzelnen in Bezug auf die Effizienz der Energieaufnahme. Solange wir uns im Glücksverständnis an anderen orientieren und die Kraft des eigenen, nur uns selbst innewohnenden Erlebenspotenzials nicht erkennen, es leugnen und anzweifeln, ist die Erschütterung der Depression noch nicht überwunden.

Der Künstler Horst Janssen hat am Ende seines turbulenten und von sehr skurrilen Glücksmomenten bestimmten Lebens gesagt, dass es für ihn ein ganz großes Glückserlebnis sei, endlich, nach Jahrzehnten der künstlerischen Arbeit, eine Streichholzschachtel so zeichnen zu können, dass auf dem Papier auch tatsächlich eine Streichholzschachtel erscheint. Er suchte die Herausforderung in der Perfektion, um von diesem Plateau der Könnerschaft aus das zu verwirklichen, was ihn als Künstler Tag und Nacht umtrieb. Es war das Glück der Meisterschaft in der Bescheidenheit. Er war längst ein hoch bezahlter und ebenso geschätzter Künstler, der sich aber den Zeitströmungen widersetzt hatte. Mit der Metapher der Streichholzschachtel wollte er sagen, was ihn allein als Künstler zutiefst glücklich macht – anders als der breite Strom der damaligen Superlative im Künstlerhabitus.

Natürlich ist es leicht, aus einer gefestigten biografischen Position heraus provozierende Standpunkte zu vertreten. Sie sind Zeichen von erarbeitetem, authentischem Selbstbewusstsein. Wer die Depression überwindet, verfügt nicht über ein derart sattes Polster an eigener Einschätzung. Darum geht es auch gar nicht. Es geht vielmehr um die Gefahren der Irritation. Wer die Depression wirklich überwinden (oder auch nur zähmen) will, hat den autobiografischen Auftrag, ganz allein sein Glück zu finden – und immer wieder neu zu suchen. Es geht dabei nicht um Glücksmaximierung, die gibt es ohnehin nicht. Es geht vielmehr darum, den eigenen Lebenselan wahrzunehmen. Wenn jemand das Risiko sucht, ist das ein Zeichen von experimenteller Selbstverantwortung. Wer Kontinuität anstrebt, wird sich fragen, ob er sich vielleicht im Anspruch zu sehr schont. Immer ist das aber bildhafter Ausdruck des Verständnisses des eigenen Lebensauftrages.

Wir tun uns unendlich schwer, biografische Fehlentscheidungen zuzugeben. Man macht in unserem westlichen Selbstverständnis keine Fehler, es sind immer nur die Umstände, die Fehler provoziert haben. Das Beharren auf der eigenen Integrität, wenn nicht gar Vollkommenheit, hat aber etwas Lächerliches. Jeder von uns ist angreifbar, keine Biografie ist jemals selbsterfüllend. Nein, auch die schillerndste wird Abgründe kennen. Die Depression kann, aber sie muss keineswegs zwangsläufig das Ergebnis solcher Abgründe sein. Viele Lebenslügen werden mit ins Grab genommen. Und doch spricht die Nachwelt stets ein Urteil, so sehr wir unser wahres Ich auch versteckt haben mögen.

Seit einigen Jahren beobachte ich ganz unterschiedliche Menschen, um mir ein klareres Bild davon zu machen, was Lebensglück eigentlich überhaupt für sie bedeutet. Beim Glück verhält es sich demnach ähnlich wie in der Kunst: Das Spektrum über die Jahrtausende ist überwältigend und ebenso unergründbar. Es gibt das Meisterwerk ebenso wie die kleine Skizze, es gibt die großen und die kleinen Disziplinen. Aber das ist gesellschaftliche Konvention. Die Depression zwingt uns unerbittlich zur eigenen, nur uns selbst betreffenden Antwort: Wenn du wieder erfüllt leben willst, dann gibt es nur das eigene, es gibt kein geliehenes Glück. Für dieses Glück gibt es keine Maßstäbe, keine Größenordnungen und keine Leitbilder. Was uns Glück bedeuten soll, müssen wir ganz allein definieren und leben – jeder für sich.

Was ich hier beschreibe, sind nicht allein meine eigenen Erfahrungen mit der Krankheit Depression. Es sind natürlich auch keine Gewissheiten. Es ist ein Stimmungsbild, das sich aus eigener Erfahrung und den vielen gelebten Biografien anderer zusammensetzt, die ihre Depression überwunden oder zumindest für sich gezähmt haben.

Nicht jedem wird dieses Glückserlebnis geschenkt, nicht jeder kann sich von seiner Depression befreien – trotz aller Versuche, trotz aller Selbstverantwortung. Aber so viele könnten dieses Erlebnis haben, wenn wir als Gesellschaft endlich die seismografische Komplexität dieser Erkrankung erkennen und akzeptieren würden. Die Depression ist heilbar – das muss für jeden Hausarzt, für jeden Therapeuten und jeden Psychiater der Behandlungsauftrag sein, den es zu erfüllen gilt. Mit weniger dürfen wir uns nicht zufrieden geben. Am wenigsten all die, die irgendwann von dieser Krankheit betroffen sind.

Wir sind nicht in der Welt, um zu leiden. Auch wenn wir um die Leiderfahrung im Leben nicht herumkommen. Was wir nur zu gern zu vermeiden suchen, bedeutet manchmal erst die entscheidende Wende zum Guten im Leben. Das gilt auch für die Erfahrung einer Depression. Sophokles hat es vor etwa 2500 Jahren in *König Ödipus* so formuliert: » ... und preiset glücklich keinen, eh denn er an des Lebens Ziel gedrungen, Elend nicht erfahren hat.«

Seelsorge? Seelsorge!

Das Wort Seelsorge klingt so angenehm weich, so sympathisch und warmherzig, es mutet an wie ein Versprechen aus längst vergangener Zeit. Und: Es klingt so viel weniger aggressiv und rechthaberisch als der Fachbegriff Psychotherapie. Zunehmend existieren inhaltliche Überschneidungen und wechselseitige Ergänzungen, die das Verdienst beider Fachrichtungen sind – Religion und Medizin/Psychiatrie –, die sich nicht länger voneinander abgrenzen, sondern fachübergreifend kooperieren – und endlich auch die Philosophie mit einbeziehen. Das ist erfreulich, aber auch bitter nötig.

Zahlreiche Institutionen betreiben professionell ebenso wie ehrenamtlich täglich aktiv Seelsorge: in Krankenhäusern, am Telefon, in den vielen Beratungsstellen, bei Polizei und Feuerwehr, in Altenheimen. Hier wird viel Gutes geleistet, manches auch übertrieben – wenn das Zuviel an aufgedrängter Seelsorge und psychologischer Betreuung von denen, die in gutem Glauben und engagiert bedacht werden, manchmal gar nicht gewünscht wird. Ja, es gibt auch die seelische Überversorgung.

Die folgenden Gedanken richten sich vornehmlich an Menschen, die einem Depressionskranken täglich oder auch nur gelegentlich begegnen: Ehepartner, Familienangehörige, Freunde, Arbeitskollegen. Sie können sensibilisiert werden für die nötige Linderung des Leids von Menschen, die an einer Depression leiden.

Unsere Gesellschaft hat so manchen einst klangvollen Begriff durch inflationären und zynischen Gebrauch entwertet: Solidarität, Nächstenliebe, Mitverantwortung jedes Einzelnen, um nur drei zu nennen, haben ihre inhaltliche Glaubwürdigkeit verloren. Sie werden als Floskeln eingesetzt, aber niemand mehr fühlt sich wirklich zu einer ernsthaften Gefolgschaft angesprochen. Natürlich ist man in unserer demokratischen Gesellschaft solidarisch, natürlich sind wir der Nächstenliebe verpflichtet, aber sind das nicht, Hand aufs Herz, in den meisten Fällen doch nur Lippenbekenntnisse? Ich verurteile niemanden, der sich so verhält, habe ich doch längst für mich akzeptiert, dass ich nicht solidarisch bin. Ich kann es gar nicht mehr sein, weil die Fülle der Probleme, die meine Solidarität einfordern würde, ein solches Übermaß angenommen hat, dass ich sie nicht mehr mit gutem Gewissen und in der Hoffnung auf ein positives Ergebnis leisten kann. Die Schauplätze, die meine Solidarität einfordern, sind global verteilt. Und sie sind in Zahlen und damit für die persönliche, solidarische Einflussnahme nicht mehr fassbar. Jeder Kontinent schreit nach Solidarität mit seinen Problemen. Es sind echte und schmerzverzerrte Schreie, die mich zutiefst anrühren, mir aber lähmend immer wieder deutlich machen, wie hilflos ich alldem gegenüber mit den Mitteln des Einzelnen bin. Solidarisch bin ich nur noch intellektuell.

Das ist keine Entschuldigung, sondern die Grundlage meiner Entscheidung, mich nur auf die Menschen und ihre Probleme zu konzentrieren, denen ich selbst helfen kann. Das Wort Seelsorge in diesem Fall zu benutzen, maße ich mir nicht an. Ich versuche aber, hier immer wieder einen mir möglichen Beitrag zu leisten, indem ich mich bemühe, andere Menschen, die meinen Rat brauchen, auf der Suche nach Stabilität zu unterstützen und gemeinsam Antworten für ihre Fragestellungen zu finden.

Glücklicherweise gibt es neben den schon genannten Möglichkeiten auch eine Vielzahl von seelischen Unterstützungsangeboten im Internet. In vielen Firmen stehen gut ausgebildete Ansprechpartner bereit, in seelischen Notlagen zu helfen oder den Weg zu Fachärzten und Psychologen zu bahnen. Alle diese Angebote sind bei der großen Zahl von seelisch kranken Menschen unverzichtbar. Sie können aber – und hier sollten wir die technischen Möglichkeiten der Kommunikation nicht überschätzen – das, was wirkliche Seelsorge ausmacht, nur ergänzen, nicht mehr.

Die wesentliche Droge Arzt/Therapeut ist durch die Fülle der technischen Kommunikationsmöglichkeiten nicht zu ersetzen. Das persönliche Gespräch, der Augenkontakt, die Wahrnehmung von Gestik und Körpersprache sowie die Stimme des Patienten sind und bleiben für eine feinfühlige und empathische Krankheitseinschätzung unverzichtbar. Es gibt Therapieschritte, die nicht unbedingt das physische Gegenüber des Therapeuten benötigen und sich delegieren lassen. Genannt seien hier Selbsthilfeprogramme und Trainingsanweisungen über das Internet, Hörbücher oder CDs. Aber das wirksamste Heilmittel in der Depression ist und bleibt der kompetente Therapeut und seine geschenkte Zeit – auch wenn die bezahlt wird. Und da Zeit im Verhältnis zu anderen ärztlichen Leistungen nicht annähernd ausreichend honoriert wird, kann eine Therapie nur sehr selten auch wirkliche Seelsorge bieten.

Viele Rituale, die über Jahrhunderte Balsam für die Seele waren, haben wir als Gesellschaft und als Individuen aufgegeben. Auch wenn die Kirche selbst so manchen lange gepflegten Brauch zum Nachteil der Gutgläubigen ausgelegt hat, so war die Beichte doch zumindest ein rituelles Medium, das seelsorgerischen Charakter hatte. Kam dann noch weiterer seelischer Beistand hinzu – bei Krankheit, Trauer oder anderer Not durch den Priester –, sprechen wir im Rückblick gern von gelebter Seelsorge, die ihr ganz eigenes Gewicht hatte, auch wenn sie keine Therapie im klassischen Sinne ersetzen konnte.

Jeder von uns sehnt sich in einer körperlichen ebenso wie in einer seelischen Notsituation nach Beistand. Den fachlichen Part mag übernehmen, wer will, wenn er denn kompetent ist. Den aber ebenso wichtigen, vielleicht sogar viel wichtigeren emotionalen Aspekt wünschen wir uns von jemandem, dem wir in Zuneigung und Liebe vertrauen können – nicht nur trauen!

In der Psychotherapie erfahren wir Beistand und hoffentlich Empathie – Sympathie ist nicht das Wichtigste und auch nicht unbedingt notwendig. Solange wir nicht meinen, im Suizid die Lösung suchen zu müssen, sind wir angehalten, in der Depression Selbstverantwortung zu übernehmen. Erfahren wir dagegen das Geschenk der Seelsorge, also dass sich jemand Vertrautes tatsächlich um unsere geschundene Seele sorgt, dann sind wir nicht allein, für einen Moment vielleicht noch nicht einmal selbstverantwortlich. Wir können uns in der seelischen Not entblößen, ohne Gefahr zu laufen, Schaden nehmen zu müssen. Anders als eine umfassende, tiefe Freundschaft wirkt die Seelsorge punktuell. Sie ist nicht notwendigerweise an Freundschaft gebunden. Seelsorge kann jeder leisten, der in seinem empathischen Sensorium angerührt ist. Es geht auch nicht um Professionalität, sondern allein um das Gefühl, hier und jetzt gefordert zu sein. Damit gleicht die Seelsorge der Bergwacht, die auch ohne Ansehen der Person und ohne jede Sympathie den in Not Geratenen ganz selbstverständlich birgt – oft unter Lebensgefahr. Warum opfern sich Menschen derart auf? Sie denken überhaupt nicht daran, sich zu opfern, sie wollen vielmehr helfen, nur helfen. Sie fühlen sich aufgefordert, anderen, die in Not sind, durch ihre Gegenwart beizustehen. Sie arbeiten meist ehrenamtlich und ihr häufig einzig sichtbarer Lohn ist eine Uniform als Symbol ihrer Hilfsbereitschaft. Freiwillige Feuerwehr, Rettungsschwimmer, Rettungsflieger, Bergwacht tragen sie mit verdientem Stolz. Das Schwarz von Pfarrer und Pastor verbinden wir nicht mehr sofort assoziativ mit Nächstenliebe und Seelsorge. Ein Symbolverlust, der traurig stimmt.

Seelsorge spielt sich heute im Stillen ab und wir sollten dafür auch keine Uniform erfinden, keine Symbolik. Aber wir sollten häufiger innehalten, wenn wir spüren, dass jemand an seiner Seele Not leidet. Seelsorge kann ein verständnisvoller Blick, ein überzeugt zugewandtes Wort sein. Und wenn es als Geschenk gemeint ist, wird es seine Wirkung nicht verfehlen.

Ich selbst habe in diesem Sinne Seelsorge als Hauch erfahren, als unerwartetes Geschenk, für das ich sehr dankbar bin. Es war die bedingungslose Zuwendung von wenigen besonders liebenswerten Menschen. Viele derer, die mit vergleichbar leichter Hand hätten schenken können, haben meine Signale seelischer Not überhört. Sicher nicht vorsätzlich, aber eben unaufmerksam.

Natürlich weiß ich, dass der Begriff Seelsorge antiquiert klingt und auch mehrdeutig ist. Aber die Sorge um eine kranke Seele ist nicht antiquiert, sondern notwendiger denn je. Es bedeutet etwas anderes als Freundschaft, nicht nur Zuwendung, sondern das Übermitteln eines tiefen Verständnisses für die seelische Not des anderen.

Kann man diese Form der Empathie lernen? Ich weiß es nicht. Wohl eher nicht. Aber ich weiß inzwischen, wie beglückend es ist, einem Menschen, der sich vorübergehend durch die Depression entfremdet hat, der leidet, zu zeigen und spüren zu lassen: Ich weiß, wie es dir geht, und ich bin von der Zuversicht überzeugt. Für all das bedarf es nicht der großen Gesten und der Symbole. Es bedarf nur unserer Aufmerksamkeit für einen anderen Menschen. Wer sich diese Aufmerksamkeit abverlangt, wird schnell lernen, was Empathie bedeutet – und wie wohltuend sie für einen selbst ist.

Mit dem Schenken von Zeit ist schon viel gewonnen. Vorbehaltlos da sein ist eine Kraftquelle, aus der der Leidende seinen neuen Mut zum Leben findet. Wir können es nennen, wie wir wollen, die Geschichte hat eine Unzahl von Metaphern für dieses Phänomen gefunden, und es wird auch in Zukunft ganz neue Begriffe für das geben, was nur uns als Spezies ausmacht: die Fähigkeit, über einen anderen Menschen nachzudenken und daraus Taten abzuleiten. Taten, die immer auch das Scheitern beinhalten, Fehler und Unverständnis. Darauf sollten wir uns immer wieder einmal besinnen.

Der Kranke und seine Nächsten –
eine Belastungsprobe

Wer zur Hausapotheke greift, tut dies präventiv oder kurativ –
Vorbeugen oder Heilen ist das Handlungsmotiv. In vielen Fällen
kann man sich gut allein helfen, aber schon bei einem kompli-
zierteren Verbandswechsel oder dem Einführen eines Katheters
sind wir auf die Hilfe von anderen angewiesen. Meist übernehmen-
men die engsten Angehörigen eine solche Aufgabe. Und wer sich
das nicht zutraut oder kein Blut sehen kann, wird bemüht sein,
jemand anderen um Unterstützung zu bitten. Einem solchen
Anliegen wird sich kaum jemand verschließen. Dem Nächsten
in einer vorübergehenden Notsituation zu helfen, empfinden
wir als selbstverständlich, auch wenn es manchmal zeitraubend
und anstrengend ist. Helfen zu können und mitzuerleben, dass
der eigene Einsatz dazu führt, dass es dem anderen stetig besser
geht, ist ein sehr beglückendes Gefühl. Man beschenkt sich
selbst, indem man anderen hilft.

Natürlich gibt es den störrischen und den undankbaren Kranken, aber wer zeitweise zur Selbsthilfe nicht fähig ist, wird sich
irgendwann darauf besinnen, dass er auf fremde Hilfe angewiesen ist und nicht auch noch diejenigen verprellen sollte, die doch
so offensichtlich hilfsbereit sind.

Beim Gebrauch der Hausapotheke für die Seele verhält es sich
anders. Zuerst einmal gibt es sie physisch nicht. Für die blutende
Seele gibt es keinen Verband. Es gibt auch kein Hausmittel, auf
das man erst einmal setzen könnte. Aber es gibt die unzähligen
leidvollen Erfahrungen von Kranken, die von Depressionen
gequält werden und an sich selbst verzweifeln, und auf der anderen Seite die Angehörigen, die nur zu oft an ihrer offensichtlichen Ohnmacht zerbrechen, dem Kranken nicht helfen zu kön-

nen – ja, ihn noch nicht einmal in seinem Leid zu verstehen. Genau das ist eine besonders bittere Facette der Depression: die krankheitsbedingte Sprachlosigkeit aufseiten des Patienten auf der einen und die schier unüberbrückbare Verständnislosigkeit aufseiten der Angehörigen, der Freunde, der Nachbarn und dem beruflichen ebenso wie dem sozialen Umfeld.

Gerade deshalb kann ich aus eigener leidvoller Erfahrung nach der Überwindung meiner mich über viele Jahre quälenden Depression nur eine sehr nüchterne, vielleicht sogar als kalt empfundene Bilanz ziehen: Am Verständigungsproblem zwischen Kranken und Angehörigen sind beide Seiten gleichermaßen beteiligt – so lange, wie sie das Archetypische der Krankheit Depression nicht akzeptieren.

Es gibt heute für jeden Betroffenen und jeden Angehörigen umfassende Möglichkeiten, sich über die spezifischen Ausdrucksformen der Depression zu informieren: zum Beispiel über das bundesweit und sogar europaweit agierende Bündnis gegen Depression, über die Stiftung Deutsche Depressionshilfe, über Kliniken und öffentliche Beratungsstellen, Selbsthilfeeinrichtungen, Medien und natürlich über das Internet, das über verschiedene Foren die Möglichkeit zum Austausch und zur Information bietet. Wer also die Krankheit wirklich ernst nimmt und nicht an irgendwelchen bagatellisierenden Vorurteilen festhält, kann sich heute nicht nur ein klares Bild über das Depressionsgeschehen machen. Er kann auch jedem den Spiegel vorhalten, der sich ignorant dem Wissensstand über die Depression verschließen möchte.

Was macht es dem Angehörigen so schwer, Verständnis und Geduld aufzubringen, und was treibt den Kranken, sich so unnahbar zu machen, sich so zu verschließen?

Wer als Gesunder mit Krankheit in seinem Lebensumfeld konfrontiert ist, wird, auch um sich selbst zu schützen, auf die Hoffnung setzen, dass das Gegenüber möglichst bald wieder gesund wird. Anders als bei der Depression klammern wir uns bei anderen Krankheiten bis ans Ende an die Hoffnung auf Genesung. Jeden Genesungsfortschritt, und sei er noch so klein, interpretieren wir als gutes Zeichen, das uns Kraft gibt, die Hoffnung nicht aufzugeben. Wenn wir dagegen einen depressiven Menschen erleben, begegnen wir dem genauen Gegenteil: nicht dessen Wunsch nach Genesung, sondern dem Verharren in der Hoffnungslosigkeit, dem Schmerz und dem Lebensüberdruss. Die Lebensverneinung, die wir im Kranken sehen, macht uns fassungslos: Jeder, der krank ist, will doch gesund werden! Warum nicht der Depressionskranke? Warum wehrt er sich gegen das so Selbstverständliche – und warum so penetrant? Und: Warum gelingt es mir nicht als Freund, als Ehemann, Mutter oder Vater, auch nur ein wenig an den Kranken heranzukommen, warum kann ich ihm keinen Mut machen, keine Freude durch meine Gegenwart bereiten? Wer so viel Ablehnung in seinem Bemühen erfährt, reagiert irgendwann zuerst verwundert, dann enttäuscht und schließlich ablehnend. Das wäre nur zu verständlich, ginge es nicht um den Umgang mit einer Krankheit, die genau von diesen Symptomen der Abwehr, Aggression und Selbstisolation geprägt ist.

Aber nicht nur der Gesunde wendet sich irgendwann zurückgewiesen vom Kranken ab, auch dieser trägt in seiner Schroffheit, seiner Lebensanklage und seiner Hoffnungslosigkeit viel dazu bei, die Abkehr des anderen geradezu zu provozieren – so jedenfalls wird sein Verhalten verstanden. Und wenn schließlich alle verprellt und zurückgestoßen sind, erfüllt sich passgenau das Bild des Betroffenen in der Wahrnehmung des Alleinseins, des Ausgestoßenseins und seiner Bedeutungslosigkeit. Die Spirale der Selbstnegation hat ihr konsequentes Ende gefunden, die Brücken ins Leben sind abgebrochen – warum also noch in der Welt bleiben?

Die Situation, in der sich der Kranke und sein sorgendes Gegenüber befinden, gleicht der babylonischen Sprachverwirrung: Man steht sich gegenüber, aber der eine versteht den anderen nicht, nicht seine Worte, nicht seine Gestik und noch nicht einmal sein Wohlwollen. Diese Verwirrung heißt Depression und Depression bedeutet Sprachlosigkeit. Niemand in der engsten Umgebung des Kranken ist in der Lage, hier als Dolmetscher zu fungieren. Allein Psychiater und Psychotherapeut sind hiervon ausgenommen, aber eben auch nicht immer, wie die oft dürftigen und sich über Jahre hinziehenden Behandlungen zeigen.

In der Depression gibt es über lange Zeit kein Miteinander, es gibt nur das Nebeneinander. Beide Seiten müssen akzeptieren, dass sie sich im Wortsinne im Wege stehen. Die Angehörigen verlieren sich in einem Pseudoverständnis der Krankheit, suchen nach Schuldigen, halten sich für die einzig Kompetenten, weil sie doch liebende Nächste sind, und müssen sich doch eingestehen, dass sie im Angesicht der Depression hilf- und machtlos sind. Und wer ist schon gern hilf- oder gar machtlos, also ohne jeden Einfluss auf das Geschehen, zurückgewiesen in der Anteilnahme?

Der Depressionskranke dagegen lebt in einer Parallelwelt, ohne Bezug zum realen Geschehen. Er sehnt sich nach Hilfe, nach Unterstützung, Liebe und Verständnis und ist fest davon überzeugt, dass ihm all das verwehrt wird. Hat er nicht unzählige Male um diese Hilfe gebeten, ist er nicht für die, die ihn erleben, das personifizierte Leiden und der Hoffnungslosigkeit? Was soll er denn noch tun, um sich verständlich zu machen? Anklagen etwa? Auch die Schuld bei den anderen suchen? Soll er die Hilfe erzwingen, aber wenn, wie? Soll er drohen, diese Welt nicht mehr ertragen zu können, dass er nicht mehr anders kann, als nur noch über den Tod nachzusinnen? Den Tod durch eigene Hand? Ein letztes Drohen – besser: ein letzter Erpressungsversuch, die ersehnte Hilfe doch noch erzwingen zu können?

Wer die Mechanismen in der Depression nicht verstanden hat, könnte all das mutmaßen. Es liegt auf der Hand. Und doch ist es der nackte Beweis der Unkenntnis. Der Kranke will auf dem Höhepunkt der Depression sterben, der liebende Nächste will von Anfang an alles tun, damit das plötzlich so veränderte Gegenüber so schnell wie möglich von seinem Leid befreit wird und in die vertraute Normalität zurückkehrt. Die Kluft im Verstehen scheint unüberbrückbar. Aber sie ist es nicht!

So, wie wir die Krebserkrankung eines geliebten Menschen akzeptieren müssen mit all ihrem Leid, den Veränderungen und den vielleicht ganz neuen, ganz anderen Lebensperspektiven, so müssen wir verstehen lernen, mit der Depression und ihren so fremden Aspekten und Signalen umzugehen. Wir müssen uns als Angehörige kundig machen, was diese Krankheit für den Betroffenen bedeutet, wie wir ihr zu begegnen haben, wann wir gegenwärtig zu sein haben und wann wir besser in einem angemessenen Abstand bleiben. Es ist ein schmerzhafter Lernprozess, wenn man sich eingestehen muss, dass die eigene Gegenwart für den Kranken nicht gut ist. Es ist bitter, auf Distanz gehen und diese auch noch im Sinne des anderen rechtfertigen zu müssen. All das widerstrebt unserem Verständnis von Liebe und Fürsorge, von Verantwortung und Hingabe. Aber es muss sein, in aller Konsequenz.

So, wie wir ganz selbstverständlich den Notarzt beim Schlaganfall rufen und nicht warten, bis das Fernsehprogramm zu Ende ist oder weil der schon Gelähmte sein Weinglas noch nicht ausgetrunken hat, so ist rationales, geradezu emotionsloses Handeln gefragt, wenn der Kranke die Botschaft auszusenden beginnt: »Ich kann und ich will nicht mehr.« Das ist der Schlaganfall der Seele.

Nach der Genesung wird gerade der Betroffene, der so konsequent um seiner selbst willen betreut und behandelt wurde – mit all dem empfundenen Unverständnis, der Zurückweisung und dem Alleingelassensein –, später dankbar sein für diese Konsequenz, die beide Seiten so viel Überwindung gekostet hat.

Der Umgang mit einem geliebten Menschen, der unter Depressionen leidet, folgt anderen Gesetzen als bei schweren somatischen Erkrankungen. Wer als Angehöriger nach Kausalzusammenhängen von Krankheit und Schuld sucht, läuft ebenso in die Irre wie jener, der meint, dem Prinzip von Ursache und Wirkung durch jahrelanges Analysieren auf die Spur kommen zu können. Wäre die Kausalität im Zustandekommen der Depression so leicht zu entschlüsseln, wären wir heute sicher schon sehr viel weiter und der Behandlungsweg wäre sehr viel kürzer. Die Realität sieht leider anders aus.

So, wie der engste Angehörige nach einer großen Operation nicht sofort Zugang zur Intensivstation bekommt, so müssen auch alle, die einen Menschen in der Depression erleben, akzeptieren, dass sie nicht permanent Zugang zum Kranken haben – und vielleicht, wenn dieser es später nicht wünscht, sogar nie wieder.

Der Umgang zwischen einem Depressionskranken und seiner Welt gleicht einer Begegnung auf dem dünnen Eis eines gerade zugefrorenen Gewässers. Beide Partner hoffen, dass das Eis schon trägt, beide wollen sich dort begegnen und vertrauen darauf, allerdings leichtsinnig, dass es gut ausgehen wird. So manche Eisdecke ist trotz dieser Annahme eingebrochen. Für beide, die sich erneut auf festem Grund begegnen wollen, muss dieser tragfähig sein. Ist er es noch nicht, beginnt das zermürbende Spiel von Erwartung und Enttäuschung von Neuem. Auch das müssen der Kranke ebenso wie seine Nächsten akzeptieren.

Im gegenseitigen Verständnis ist also auf beiden Seiten Selbstverantwortung gefragt. Der Depressionskranke muss die Regeln im Umgang mit anderen ebenso einhalten und dazu verpflichtet werden wie sein – hoffentlich – empathisches Umfeld. Für all das gibt es nur einen einzigen Katalysator: Beide Seiten müssen das heute allen zugängliche Wissen um das Phänomen Depression akzeptieren, um die notwendige Reaktion eines gegenseitigen Selbstverständnisses, Zuneigung einerseits und Krankheitsbewältigung andererseits, einzulösen. Mit dem Rückzug der verständnislosen Angehörigen und der Schroffheit des Kranken ist niemandem gedient. Beide sind zur lernenden Akzeptanz verpflichtet.

Aus eigener leidvoller Erfahrung bedaure ich, nicht selbst mehr Brücken gebaut zu haben. Meinen Nächsten sehe ich heute ihr damals so unerträglich ignorantes Verhalten nach. Beide Seiten waren sprachlos. Und niemand hat uns in dieser Situation geholfen.

Heute ist es anders. Das Krankheitsbild Depression liegt in seinen bekannten Facetten und seinen vielfältigen Behandlungsmöglichkeiten da wie das offene Buch der Erkenntnis. Dass dieses auch weiterhin so unglaublich viele Rätsel bereithält, entbindet uns alle nicht von dem schon jetzt fundamentalen Wissen, wie mit einer Depression beim Hausarzt, beim Facharzt oder in der Klinik umzugehen ist: mit analytischer Distanz ebenso wie mit der größten Empathie. Macht das nicht den wirklichen Arzt oder Therapeuten aus – und den wirklich Liebenden, der besorgt ist? Dieses Wissen und die besondere Differenziertheit im Umgang mit meiner eigenen Depression hätte ich mir im Rückblick nur zu sehr gewünscht.

Heute lautet meine Forderung an den Kranken deshalb: Sobald du beginnst, dich auf den Weg der Lebensverneinung zu begeben, hast du eine Verantwortung: deinem Leben und deinen Mitmenschen gegenüber. Deine Angehörigen haben genau dieselbe Verantwortung: Wenn sie mit der Diagnose Depression bei einem geliebten Angehörigen – aber auch jedem anderen Depressionskranken – konfrontiert werden, ist es ein Zeichen von besonderer Empathie, sich mit diesem so ungewöhnlichen und auf den ersten Blick so rätselhaft zurückweisenden Krankheitsgeschehen zu beschäftigen. Erwartet werden nur Lebensneugier, ein ganz intensives Interesse am kranken Gegenüber und Duldsamkeit. Wer das auf sich nimmt und die Kraftprobe zwischen Distanz und Empathie erträgt, wird einem Menschen in der tiefsten Not der Depression helfen und ihm beistehen können, den Weg zurück ins Leben zu finden.

Noch ein Jahr vor meiner »Wiedergeburt« wollte ich dieses Leben nicht mehr. Ich hatte das große Glück, dass ich überzeugt wurde, leben zu können, und ich bekam das Geschenk, leben zu sollen. In der Depressionsbehandlung gibt es keine verlässlichen Prognosen. Es gibt nur die Selbsterfahrung all derjenigen, die die Krankheit überwunden haben.

Ich wünsche mir, dass die Statistiken über den Behandlungserfolg der Depression in Zukunft anders aussehen. Um dieses Ziel zu erreichen, haben wir alle eine besondere Verpflichtung: Der Kranke muss sich den Erkenntnissen der Behandlung und der damit verbundenen Verpflichtung zur Selbstverantwortung stellen – so schlecht es ihm auch gehen mag. Das liebevolle Gegenüber sollte im Sinne des Kranken die ebenso wesentliche Bedingung erfüllen: jedwedes Maß an Kenntnis über die Depression zu erlangen. Mit dieser gemeinsamen Kompetenz können alle Schranken durchbrochen werden: die des gestörten Umganges bei all jenen, die das Beste wollen, und auch die Verpflichtung des Kranken zur Besinnung auf den unbedingten Wunsch, leben zu wollen – ein Lebensbekenntnis zur überwundenen Vergangenheit ebenso wie ein irgendwann wieder entschlossenes Tasten in die Zukunft.

Mit dieser unbedingten Entschlossenheit, das Rätsel Depression *auf beiden Seiten* lösen zu wollen, haben so viele den Weg zurück ins Leben gefunden. Das sollte uns allen Mut machen, an diesem harten Kurs des Miteinanders festzuhalten. Nach meiner Einschätzung gibt es keine Alternative.

Ohne Wissen und Mut können
Angehörige in der Depression nicht helfen

Wie würde ich mich verhalten wollen, wenn ich selbst aus heiterem Himmel mit der Diagnose Aids konfrontiert wäre – oder auch ein naher Verwandter oder Freund? Ich würde auf Spurensuche gehen, so hoffe ich jedenfalls, und fragen, auf welche Weise, wann und in welcher Situation ich mich infiziert haben könnte. Es gibt viele Übertragungswege, risikoreiche und schicksalhafte. Da ich keine Sexualkontakte zu Risikopersonen unterhalte, kann ich diese Übertragungsmöglichkeit für mich ausschließen. Meine Frau aber ist Chirurgin und täglich bei großen Operationen in unmittelbarem Kontakt mit menschlichem Blut – wenn auch durch Handschuhe geschützt. Aber auch die können während der Operation einreißen und so eine Infektion ermöglichen. Ich könnte mich theoretisch trotz aller ärztlichen Sorgfalt auch über eine Bluttransfusion mit dem Virus angesteckt haben. Dies wäre die wahrscheinlichste Form, die mich zwar unwiederbringlich dieser furchtbaren Krankheit und ihren Folgen aussetzt, nicht aber notwendig auch dem Stigma und dem immanenten Verweis auf unverantwortliche und gefährliche Sexualpraktiken.

Ich wähle bewusst diesen drastischen Vergleich zum Verhalten in der Depression, weil im Falle einer Aidserkrankung der Betroffene im unverschuldeten Infektionsfall sich ostentativ zu seiner Erkrankung bekennen wird, weil er zeigen will, dass er das Opfer einer infizierten Transfusion ist und nicht der leichtsinnige Täter, der sich unvorsichtigerweise bei einem HIV-Infizierten angesteckt hat. Das Krankheitsgeschehen ist im Ablauf für beide vergleichbar, aber die Haltung zur eigenen Infektion ist eine grundsätzlich andere: Aidskranke haben Selbstbewusstsein, den

Wunsch, sich mitzuteilen, und in den meisten Fällen bei eigenem Infektionsverschulden sicher auch den Wunsch, die eigene Krankheitsursache möglichst zu verschweigen. Dass es auch ein sehr aggressives Sexualverhalten gibt, das ganz bewusst eine HIV-Infektion als Sympathiebeweis herausfordert, trifft zwar zu, ist aber eher die Ausnahme. Mir ist dagegen kein einziger Fall bekannt, in dem sich jemand auch nur ansatzweise eine Depression gewünscht oder den Versuch unternommen hätte, depressiv zu werden. Es hätte auch nicht funktioniert.

Es gibt also bei ein und demselben Krankheitsgeschehen – Aids – zwei ganz unterschiedliche Arten des Umganges mit der eigenen Betroffenheit. Das gilt auch für die Angehörigen, die sehr unter dem Stigma leiden, dass diese durch Vorurteile belastete Krankheit einen ihrer Nächsten getroffen hat: Scham, Unverständnis, Wut und Entsetzen sind die häufigsten Reaktionen. Und immer sind sie von Verzweiflung begleitet, wenn die Infektion vermeidbar gewesen wäre und Vorsicht über Leichtsinnigkeit oder gar Arglosigkeit gesiegt hätte.

Angehörige von Depressionskranken zeigen ein anderes Reaktionsmuster. Trotz aller Informationskampagnen überwiegen noch immer Scham und Schuldgefühle. Beides trägt man nicht gern nach außen. Diese Erfahrung mache ich immer wieder: Niemand soll wissen, wie es um den Kranken steht, sein Zustand wird ignoriert, verdrängt oder verschwiegen, weil es kein wirklich trennscharfes Bild im Verständnis der Depression gibt. Immer mehr Menschen dagegen, die selbst unter Depressionen leiden, suchen den Weg aus der Krankheit in der Offensive. Sie sprechen über ihre Leiden und ihre Hoffnungslosigkeit, im Freundeskreis ebenso wie am Arbeitsplatz oder im Sportverein. Sie wissen, dass ihre Depression kein Einzelschicksal ist und dass es eine enorme Erleichterung bedeutet, über die eigene Erkrankung sprechen zu können und zu erfahren, dass es im persönlichen ebenso wie im weiteren Umfeld unendlich viele andere Betroffene gibt oder auch Angehörige, die sich plötzlich öffnen und über das Schicksal ihres Nächsten sprechen. Kranke tun sich inzwischen leichter mit dem offenen Eingeständnis, eine Depression zu haben, weil für sie die »Schuldfrage« geklärt ist. Man wird nicht durch Unachtsamkeit oder Leichtsinn depressiv, man kann sich nicht irgendwo infizieren und ist auch selbst niemals ansteckend.

Und doch bleibt die Depression ein Rätsel. Wir wissen noch zu wenig um ihre Kausalität, aber wir wissen inzwischen nahezu alles über ihre Ausprägung. Ob sich die Behauptung namhafter Forscher, dass die Depression jeden treffen kann – jeden! –, wissenschaftlich belegen lässt, bleibt abzuwarten. Unter Fachleuten ist vielmehr immer noch die Frage nach Ursache und Wirkung der Krankheit Depression umstritten, ebenso wie die einzig richtige Entscheidung für eine Erfolg versprechende Behandlung. Hier sind die unterschiedlichen therapeutischen Schulen weiterhin heillos zerstritten, jede beansprucht für sich den überzeugenden Wirkungsnachweis, ohne diesen tatsächlich im Sinne der Patienten belegen zu können. Gleichzeitig ist es für alle Seiten – Kranke und Angehörige gleichermaßen – beruhigend zu erfahren, dass der Behandlungserfolg in einer Depression bei optimal abgestimmter Diagnose und fundiertem Therapiekonzept tatsächlich zu beeindruckenden Ergebnissen und Heilungserfolgen führt, die auch statistisch belegbar sind: Es sind immerhin vielversprechende 90 Prozent!

Während der Patient also häufig den Angehörigen schon in der Selbstakzeptanz einen großen Schritt voraus ist, wie die vielen öffentlichen Bekenntnisse der Betroffenen zeigen (nicht nur der vermeintlich prominenten), verharren diese oft noch immer in der so unnötigen Starre der Vorurteile oder, schwächer ausgedrückt, des Missverstehens. Für viele ist die Depression eines Angehörigen auch weiterhin mit einem besonderen Makel behaftet: dem Makel, in irgendeiner Form an dem Geschehen beteiligt zu sein. Schuldhaft, fahrlässig oder auch durch das Wegsehen über lange Zeit, um nicht mit der Wahrheit konfrontiert zu werden: Ich bin an alldem irgendwie rätselhaft beteiligt, spüre eine mehr oder weniger offene Anklage und merke, wie mir die Hände gebunden sind – zu tätigem Helfen, aber auch zur Selbstverteidigung.

Wie also kann das Rollenverständnis im Umgang mit einem Depressionskranken in der eigenen Familie oder im Freundeskreis aussehen? Es unterscheidet sich nicht von den professionellen Herangehensweisen, wie sie jetzt endlich im Berufsleben durch Arbeitsmediziner, Gesundheitsbeauftragte und Vertrauensleute zusammen mit den Betroffenen schon umgesetzt werden. Wir müssen lernen, dass jede Seite ihren Teil an Verantwortung im Umgang mit der Krankheit zu leisten hat, dass diese aber Grenzen hat, die es einzuhalten gilt. Der Angehörige sollte sich nicht als Opfer verstehen und schon gar nicht als Täter vereinnahmen lassen. Natürlich ist er aufgerufen, mit aller Empathie dem Kranken beizustehen, aber er darf nie zum besserwisserischen Täter werden, ebenso wenig wie der Kranke zum Ankläger werden darf, der seinen Nächsten in die Opferrolle zwingen will: Du bist das Opfer deiner eigenen Schuld, du bist für meine Erkrankung verantwortlich, ohne dein Tun und Lassen wäre ich nie so schlimm depressiv geworden.

Jeder, der unter Depressionen leidet, wird nach Erklärungen für den Ausbruch seiner Krankheit suchen, und es wird immer wieder einmal Phasen geben, in denen ihn auch der Gedanke der Schuldzuweisung beschleicht. Aber das ist ungerecht gegenüber den anderen, meist natürlich Eltern und Familie, und selbstgerecht zugleich, weil sich darin auch eine Weigerung zur Selbstverantwortung zeigt. Wer die Schuld seiner Erkrankung bei anderen sucht, macht es sich zu leicht. Aber wie oft prallen diese beiden Auffassungen aufeinander, wie oft vergiften sie ein Näheverhältnis, das gerade jetzt stabil sein sollte!

Wer als Angehöriger einem depressiven Menschen beistehen und helfen möchte, sollte sich stets klarmachen, dass es ihm auf der einen Seite an analytischer Distanz fehlt und er gleichzeitig auf der anderen versucht ist, das so unerklärliche und gleichzeitig so scheinbar vertraute Stimmungsgeschehen des anderen beeinflussen zu wollen, Mut zusprechen zu sollen, nichts zu übersteigern, nach dem Motto: Es wird schon wieder, es wird alles gut, wenn sich jeder nur ein wenig bemüht.

Nein, so sieht wissende Empathie nicht aus. Sie heißt nichts anderes, als um die eigenen Grenzen im Umgang mit dem Kranken nicht nur intellektuell zu wissen, sondern sie auch zu akzeptieren und – besonders herausfordernd – sie auch konsequent zu leben. So bitter es klingen mag, aber der Angehörige ist das schwächste Glied in der Kette, die den Kranken aus der Depression herausziehen kann. Das heißt nicht, dass er auch nur irgendwie an dem Geschehen beteiligt ist, sondern dass er, wie im Falle einer Krebserkrankung, neben einer empathischen Gegenwart, Mitgefühl, Trost und liebendem Beistand nur sehr wenig zu tun vermag. Zu oft maßen sich Angehörige die Rolle des doch so gut meinenden »Therapeuten« an und brüskieren damit ganz ungewollt den Kranken. Dieser spürt die Hilflosigkeit seines Gegenübers, gleichzeitig fleht er es um Hilfe an – mit den Augen, mit seiner eingefallenen Körperlichkeit oder auch seinem nur noch schwach vernehmbaren Hilfeansinnen.

Kurz: Angehörige neigen in falsch verstandener Verantwortung zu übertriebenem, ja zu einem kontraproduktiven Engagement. Und irgendwann spüren sie die Ablehnung, sie spüren Aggression und Rückzug und meinen, sie würden zurückgestoßen, ihre Anteilnahme und Hilfsbereitschaft sei unerwünscht. Weil sie eben keine Therapeuten mit einer Ausbildung zu professioneller Einschätzung sind, sondern selbst seelisch empfindsam reagieren, fühlen sich Angehörige schnell verletzt und falsch verstanden. Viele ziehen sich dann in einer dramatischen Fehleinschätzung zurück und empfinden sich als Opfer eines undankbaren, manipulativen und bösen Kranken. Welches Missverständnis!

Der Umgang mit einem Depressionskranken gleicht einem Drahtseilakt ohne Netz und doppelten Boden. Es ist wie in der

Erziehung der eigenen Kinder: Ob die Saat der gut gemeinten Absichten, ob die elterliche Liebe eines Tages die Früchte trägt, die wir uns über so viele Jahre erhoffen, haben wir nur bedingt in der Hand. Es gibt kein alleiniges Erfolgsrezept für eine gute Erziehung. Und es gibt ebenso kein Erfolgsrezept im Umgang mit einem kranken Menschen, der so unsagbar an seinen Depressionen leidet. Es kann nur heißen: Geben, aber nichts erwarten.

Ich weiß, dass ich hier für eine Haltung werbe, die ich selbst in der Krankheit nie erfahren habe: Ich selbst habe sicher auch immer zu viel erwartet und oft meinen Nächsten Vorwürfe gemacht, mich über ihre Ignoranz geärgert, oft habe ich zur eigenen Entlastung die Schuld bei den anderen gesucht. Aber mich hat auch niemand gebremst! Niemand in meiner Umgebung wusste überhaupt mit einer Depression umzugehen – ich wusste es ja selber nicht.

Aber die Situation heute ist anders. Die wichtigsten Fakten über die Depression sind für jedermann zugänglich. Wer also wirklich um ein Verständnis der Krankheit bemüht ist, wer einen Weg sucht, dem anderen zu helfen, kann dies heute tun. Er wird bei all seinem Bemühen aber keine eindeutige Rezeptur finden, sondern nur ein Stimmungsbild erfahren können, in dem er selbst immer wieder eingeladen ist, sich zu zeigen: in aller Liebe, in aller Hilflosigkeit und in aller Geduld.

In der Depression sehnt sich der Kranke nach Ehrlichkeit. Er hasst jedes beschönigende Wort. Nur wenn er spürt, dass die Gegenwart ihm selbst gilt – ohne jeden Vorbehalt –, dann fühlt er sich in seiner Verlorenheit geborgen. Und wenn es nur für einen kurzen Moment ist. Welche Entlastung!

Ich weiß, dass ich hier ein Wunschbild des verständnisvollen, geradezu archetypisch liebenden Angehörigen zeichne. Warum auch nicht? Es ist ein Sehnsuchtsmodell, aber es ist keine Utopie. Wer unter Depressionen leidet, ist verführbar. Das Rezept heißt ehrliche, geduldige Empathie. Schon kleine, kaum wahrnehmbare Dosen haben einen so wohltuenden Effekt. Manchmal können allein sie den Kranken zurück ins Leben führen. Und wenn es der Angehörige versteht, diese Klaviatur zu spielen, dann kann er zu dem starken Kettenglied werden, nach dem sich der Patient so sehnt.

Die seelische Hausapotheke der Selbstverantwortung ist immer nur für den kleineren oder größeren »Notfall« gedacht. Sie kann therapeutischen Sachverstand nie ersetzen. Um zu erahnen, wann seelischer Beistand allein dem Kranken nicht mehr hilft, sondern ärztliche Therapie unverzüglich nötig wird, sollten sich Kranke und Angehörige – auf ganz unterschiedlichen Ebenen – mit dem jahrtausendealten Phänomen der Melancholie beschäftigen. Die Melancholie ähnelt der Depression, und über lange Zeit wurden beide als identisch bezeichnet: Zeichen von Genie und Ausdruck von Wahnsinn, bestaunt und gefürchtet zugleich. Für mich ist die Melancholie ein gedankliches Geschehen, das einen in die Tiefen der ureigenen Erkenntnis und zu kurzzeitigem, Verzweiflung hervorrufenden, gedanklichen Erleben zwingt. Dieser Prozess der emotionalen wie der intellektuellen Vertiefung unterliegt unserer Steuerung. Die Depression dagegen entzieht sich. Aber wie ähnlich sind die Erkenntnisse!

Der Aspekt der Lebenseinsicht wird in der Depression häufig unterschätzt. Neben allem Schrecken führt sie uns auch immer wieder zu Erkenntnissen über uns selbst, sie spiegelt unsere Stärken und Schwächen, unsere verschütteten Träume ebenso wie unsere tiefen Ängste. Aber wir verstehen diese Einsichten in der Krankheit nicht als Botschaften, sondern als Bedrohung. Erst wenn die Krankheit überwunden ist, vermögen wir uns so manchen Sinn unserer Erkrankung zu erklären – leider immer erst im Nachhinein.

Warum nehmen wir die Depression nicht einfach als das an, was sie ist: eine schicksalhafte Erkrankung, gegen deren Ausbruch wir uns nicht wehren können? Oder verbinden wir den Brustkrebs etwa mit schuldhaftem Verhalten?

Ich wünsche mir, dass wir alle der Depression mit offenem Visier begegnen – ohne Vorbehalte, ohne Scheuklappen. Und mit Zuversicht.

Anders als Aids muss die Depression kein limitierender Faktor für das Leben sein. Die Depression ist ein kaum steuerbarer Vulkanausbruch der Seele, dem wir nur selten mit den feinen Messinstrumenten der eigenen emotionalen Seismografie vorbeugen können. Es gibt sie noch nicht, diese Instrumente, aber die Forschung ist ihnen auf der Spur. Vorerst müssen wir uns noch mit dem Unvermögen begnügen, dass wir nicht punktgenau auf die Bedürfnisse des Kranken reagieren können. Aber können wir das bei anderen Erkrankungen?

Ich habe mich bemüht, die Positionen von Angehörigen und Kranken zu beschreiben, um für Verständnis der beiden Seiten füreinander zu werben, weil ich erfahren habe, wie schnell die Positionen unversöhnlich werden. Meine Botschaft ist: Kranker und Angehöriger sind nie allein Täter, sie sind nie nur Opfer ihres Tuns. Aber sie müssen erkennen, dass sie sich nur zu gern die jeweils andere Rolle zuspielen wollen – auch sich selbst. Das führt zu nichts. Ebenso wenig wie die so stark ausgeprägten Schuldgefühle des Depressiven, der in zermürbenden Gedankenschleifen versucht, die Gründe des Krankheitsausbruches allein bei sich selbst zu suchen. Es gibt kein Selbstverschulden in der Depression! Auch wenn so manches Therapieverfahren meint, dass falsche Weichenstellungen des Betroffenen zum Entgleisen in die Krankheit geführt haben. Das aber ist reine Spekulation.

Der beste Katalysator, um einander mit Verständnis, Akzeptanz und Würde zu begegnen, ist das Wissen, was die Depression ausmacht. Und dieses Wissen ist jedem zugänglich. Kein Angehöriger kann den Krebs durch seine schiere Gegenwart heilen und kein Angehöriger kann eine Depression verschwinden lassen. Aber für beide gilt: Jeder wird gezwungen, sein Schicksal annehmen zu müssen, und beide haben die hoffnungsvolle Aussicht auf Genesung ihres Nächsten – wenn eine präzise Diagnose und entschlossenes Therapieren auf ein vorbehaltloses Gesund-werden-Wollen treffen. Nicht nur die Selbstverantwortung für den eigenen Lebenswillen zählt, (fast) ebenso wichtig ist der ehrliche Beistand all derer, die an unserem Leben echtes Interesse zeigen.

Jedweder Umgang mit einem Kranken erfordert Mut und Hingabe. Aber die Depression macht es den Beteiligten besonders schwer. Jeder Angehörige eines Depressiven braucht den Mut, Zuversicht gebende Empathie und die selbstschützende Abgrenzung immer wieder zu trennen und die dafür nötige Akzeptanz vom Kranken einzufordern. Je ehrlicher sich ein Angehöriger dieser Gratwanderung stellt, umso sicherer kann er schließlich mit der oft durchbrechenden ungerechten Vorwurfshaltung des Kranken umgehen und sie entkräften. Um nicht selbst in den Strudel der Verzweiflung zu geraten (»Ich bin so unendlich hilflos!«), bedarf es klarer Regeln im Umgang zwischen Krankem und Gesundem – ohne jeden Vorbehalt. Sonst werden aus einem schnell zwei Kranke. Und damit ist niemandem gedient.

Soll die Depression überhaupt behandelt werden?

Diese Frage erscheint ziemlich absurd angesichts der Stichworte im Untertitel dieses Buches: Verantwortung übernehmen, Schritte wagen. Ich selbst bin tatsächlich von der Absurdität dieser Frage zutiefst überzeugt, aber es gibt auch viele, viele Gegenstimmen, die der Depression die Notwendigkeit einer Behandlung absprechen. Ich habe es selbst lange nicht für möglich gehalten.

Die Zeugen Jehovas sträuben sich konsequent – auch in einer ernsten, das eigene Leben bedrohenden Lage – gegen eine Bluttransfusion. Sie tun dies aus religiöser Überzeugung, und Ärzte, die sich aus ethischen Gründen und der Verpflichtung dem Leben gegenüber diesem Wunsch verweigern oder ihn übergehen, werden nur zu oft von den Betroffenen selbst oder auch nach deren Tod von den Angehörigen wegen Körperverletzung verklagt. Nicht selten verweigern daher Ärzte den Zeugen Jehovas eine Operation, wenn dies medizinisch vertretbar ist, oder sie fordern den Patienten auf, im Falle äußerster Lebensbedrohung durch Blutmangel einer Transfusion vorab zuzustimmen. Ich will hier nicht religiös motivierte Verhaltensweisen kritisieren, ich will vielmehr darauf hinweisen, dass unsere Selbstverantwortung dort endet, wo wir andere in tiefe Gewissenskonflikte stoßen – nur zu oft mit schlimmen traumatischen Folgen, ähnlich wie sie Lokführer erleiden, die nicht verhindern können, einen Suizidenten zu überfahren und zu töten. Sie werden die letzten Bilder vor dem Aufprall nie wieder los.

Narzisstisch veranlagte Menschen mit einem hohen Maß an Egoismus lassen es häufig an Verantwortung gegenüber dem Nächsten und an Respekt fehlen. Sie beharren darauf, dass ihre

Einschätzung des Befindens eines unter Depressionen leidenden Menschen die einzig richtige ist: Der ist nicht krank, der simuliert. Oder: Der nimmt seine eigene Befindlichkeit zu ernst und sollte sich vielmehr ein Beispiel an all denen nehmen, die es viel schwerer haben im Leben. Was ist schon eine Depression gegenüber dem Krebs, gegen den die vielen Kranken täglich so tapfer ankämpfen? So befremdlich sich diese Sätze lesen: Sie sind nicht etwa die Ausnahme im Umgang mit einem depressiven Menschen, sondern traurige tägliche Realität. Auch die könnte man der ganz offensichtlichen Langlebigkeit von Vorurteilen zuschreiben, ebenso wie gewisse Formen des Aberglaubens beharrlich befolgt werden – selbst von Menschen mit fundierter Ausbildung, die wir sonst durchaus ernst nehmen. Es gibt sie in jedem Freundeskreis und dort werden sie meist als amüsante Schrulligkeit abgetan, die keiner Diskussion wert ist. Auf Aberglauben will sich in der Diskussion heute keiner mehr ernsthaft einlassen, es wäre reine Zeitverschwendung.

Ernst nehmen müssen wir dagegen leider all jene, die geradezu aggressiv Front gegen Menschen machen, die unter seelischen Problemen leiden. Es gibt Sekten, die psychisch Kranke ausgrenzen, und es ist noch gar nicht so lange her, dass in Deutschland diesen Menschen das Lebensrecht abgesprochen wurde. Auch wenn eine solche Haltung heute kaum noch Zustimmung erfährt und wir es als Gesellschaft geschafft haben, seelische Erkrankungen zu akzeptieren, und uns bemühen, sie nach besten Kräften zu erforschen und zu behandeln, so stellt die Depression dennoch ein großes Experimentierfeld für selbst ernannte Heilkundige dar, das auch noch die abenteuerlichsten Deutungen, Kausalitäten und Behandlungskonzepte vollmundig zulässt. Stammtischweisheiten nehmen sich dagegen noch harmlos aus. Solange sie ungefährlich für die Mitwelt sind und nicht diskriminierend, dürfen wir sie ignorieren oder spöttelnd-großzügig über diese Art von penetranter Beharrlichkeit wider besseres Wissen hinwegsehen.

Auch im Verständnis der Depression gibt es die Ignoranz, böswillige Unterstellungen und vor allem den Anspruch der Deutungshoheit nicht nur aufseiten der ewigen Besserwisser, sondern auch von großen Teilen der Gesellschaft, seien es Angehörige, Menschen aus dem persönlichen Berufsumfeld oder – man mag es kaum glauben – Betroffene selbst. Die angemaßte Dominanz dieser Verbohrten, wie man sprachlich so treffend formuliert, ist es, gegen die der unter Depressionen Leidende immer wieder, verzweifelt auf sich allein gestellt, anzugehen hat. Zum offenen intellektuellen Kampf fehlt ihm ja die Kraft.

Die Rätselhaftigkeit der Depression mit ihren vielen Facetten, deren Leidensdruck nicht immer offensichtlich ist, bildet den Nährboden für die vielen Interpretationen, mit der die Krankheit bedacht wird. Sie wird als Launenhaftigkeit verharmlost und, auf der anderen Seite des Spektrums, dämonisiert. Es beginnt schon bei der Diagnose, an die sich viele Hausärzte nicht herantrauen oder sie nicht gern aussprechen, weil sie den Patienten nicht verstören wollen. Dabei ist die schnelle und präzise Diagnose der unverzichtbare Grundpfeiler der erfolgreichen Behandlung. Jedes Zuwarten verschlechtert die Heilungsaussichten. Es bedarf also einer uneingeschränkten Krankheitsakzeptanz aufseiten der Behandelnden, der Angehörigen und bei den Patienten selbst. Das klingt so selbstverständlich, ist es aber nicht. Hausärzte sind auf der einen Seite mit der Diagnose einer Depression überfordert, auf der anderen scheuen sie den Aufwand, den es bedeutet, sich einem depressiven Menschen empathisch zu widmen. Das damit verbundene notwendige Zeitkontingent wird ihnen einfach nicht bezahlt! In Zeiten, in denen in der Ärztebrust sowohl das Herz eines Mediziners ebenso schlagen muss wie das eines Kaufmanns, ist eine solche Haltung sogar verständlich. Auch wenn wir uns als Patienten natürlich etwas anderes wünschen.

Schwieriger wird es mit meinem Verständnis, wenn die Depression mit Interpretationen belegt wird, die eine Behandlung verbieten oder die Zeit als den allein geeigneten Therapeuten ansehen. Auch auf dem Feld der Ursachenanalyse gibt es ein breites Spektrum, das von der esoterisch geprägten Kausalität der Fälligkeit bis zur eindeutigen Bestimmung eines Krankheitsauslösers reicht. Als hätte es in den letzten 50 Jahren überhaupt keine wissenschaftlichen Erkenntnisse über den Krankheitsverlauf einer Depression gegeben. Natürlich gibt es Ausprägungen, die auf den ersten Blick die Ursachen der Veränderung seelischen Befindens nahelegen. Aber das heißt nicht, dass diese auch zutreffen müssen. Es gibt den scheinbar so offensichtlichen Krankheitsausbruch ebenso wie den vollkommen unerklärlichen, einen, der rhythmisch auftreten kann, ebenso wie einen in unvorhersehbaren Intervallen oder einen vollkommen rätselhaften, einmaligen Ausbruch, bei dem keine Kausalität erkennbar ist. Dieses breite Spektrum des Krankheitsverständnisses im Umgang mit der Depression hat dazu geführt, dass so viele, ganz unterschiedliche Behandlungsschulen für sich behaupten können, das einzig richtige Therapiekonzept anzubieten.

Der Patient ist dabei in einer gefährlichen Situation, in der er sich nichts mehr wünscht, als schnell, kompetent und empathisch behandelt zu werden. In seinem geschwächten Zustand folgt er dabei häufig zu schnell dem ersten sich bietenden Therapieangebot – erleichtert, dass sich überhaupt jemand seiner annimmt. Manche Patienten erkennen dann erst nach Jahren – Jahren! –, auf was sie sich da eingelassen haben oder in welche Rolle sie gedrängt wurden, nur damit das einmal begonnene Behandlungskonzept fortgesetzt werden kann: Der Kranke wird zum Gefangenen einer zwanghaften Interpretation seiner Depression. Dabei handelt es sich nicht um tragische Einzelfälle, sondern um eine große Zahl von Patienten, die Opfer von wissenschaftlich vollkommen unhaltbaren Therapien werden. Aber warum lassen diese Menschen das mit sich machen? Weil sie sich nicht gegen die Übermacht des Therapeuten wehren können oder weil sie es auch nicht wirklich wollen? Ja, es gibt den Patiententypus, der sich in seiner Krankheit gefällt, und ebenso den vollkommen kraftlosen, der das Opfer seiner Therapie und der ihr innewohnenden Manipulation ist. Beide sind gleichermaßen zu bedauern.

Im Umgang mit der Krankheit Depression neigen wir ganz offensichtlich zu einem besonders hohen Maß an Irrationalität. Wir fragen ganz selbstverständlich nicht nach den Ursachen oder gar nach einem Mitverschulden bei einer akuten Blinddarmentzündung. Wir wollen schnell operiert werden, möglichst keine Schmerzen haben und den Gefahrenherd im Körper schnellstens entfernt wissen. Trotz ebenso großen Leidensdrucks in der Depression meinen viele Betroffene noch in größter Verzweiflung, dass für sie andere Verhaltensregeln gelten als bei schweren körperlichen Erkrankungen: Sie wehren sich gegen die Einnahme von Medikamenten, sie versuchen über Jahre die Krankheitsursache zu ergründen, quälen sich mit Schuldgefühlen und Selbstzweifeln, weil sie dem eigenen Erleben nicht trauen, sondern vielmehr alles tun, bewusst und unbewusst, die Depression für sich selbst nicht zu akzeptieren.

Gegen Dummheit ist kein Kraut gewachsen. Warum aber so viele Patienten, die über Jahre unter schweren Depressionen leiden, nicht zu den erwiesenermaßen hilfreichen »Kräutern« greifen, die Genesung versprechen, bleibt für mich rätselhaft. Rätselhaft ist nicht die Wehrlosigkeit des Patienten, sie ist das typische Merkmal der Depression. Rätselhaft aber bleibt das entschlossene, sich oft über Jahre hinziehende Festhalten an Vorurteilen, an Klischees und an einem geradezu sprichwörtlichen Aberglauben im Umgang mit der Depression – auch bei den Angehörigen.

Die Depression mag über lange Zeit an den Lebenskräften zehren, bis zur endgültigen Erschöpfung. Aber es ist unverzeihlich, dass es trotz aller Aufklärung noch immer eine große Zahl sektiererischer Behandler gibt – verantwortungsvollen Therapeuten verbietet sich eine solche Haltung –, die Menschen missbrauchen, die sich ihnen in der Not anvertrauen.

Wer sich aus weltanschaulichen Gründen den erprobten und evaluierten Behandlungskonzepten in der Depression entzieht, hat dies selbst zu verantworten. Krankheitsakzeptanz bedeutet auch, eigene kausale Wunschbilder den klinischen Erfahrungen der Psychiatrie und der Psychologie unterzuordnen – so wie wir es bei somatischen Erkrankungen als selbstverständlich erachten. Kein medizinischer Laie würde dem Operateur vorschreiben, wie er zu schneiden hat. Im Verständnis der Depression sind die Verantwortlichkeiten trotz aller Informationskampagnen ganz offensichtlich noch immer nicht eindeutig. Niemand kann zur eigenen Genesung gezwungen werden, aber jedem muss klar sein, dass er dafür dann auch selbst verantwortlich ist. Das gilt auch in der Depression: Ohne Krankheitsakzeptanz kein Behandlungserfolg.

Ich kann es nicht oft genug sagen: So rätselhaft die Depression noch immer erscheint, sie ist gut und erfolgreich behandelbar. Sie ist gut diagnostizierbar, und wer sich nicht sicher ist, ob er sich in einem Stimmungstief befindet oder ob es sich doch um das Krankheitsgeschehen Depression handelt, kann dies durch Selbsttests schnell und eindeutig herausfinden (im Internet über die Stiftung Deutsche Depressionshilfe oder über die mehr als 50 Bündnisse gegen Depression). Es ist nicht anders als bei den erprobten Vorsorgemaßnahmen für die eigene Gesundheit und Lebensqualität: Wer die Darmspiegelung in der zweiten Lebenshälfte ablehnt, tut dies in Eigenverantwortung. Wer für sich die Depression nicht als Krankheit akzeptieren will – so etwas habe ich nicht! –, muss auch die Folgen tragen. Borniertheit hat ihren Preis.

Das schleichende Gift
der nicht gelebten Zeit

Mit der Weisheit verhält es sich ganz offensichtlich ähnlich wie mit den Kirschen in Nachbars Garten: Sie schmecken angeblich immer sehr viel besser als die eigenen. Was uns an den fernöstlichen Philosophien und Erkenntnisformeln so fasziniert, ist ihr sprachlicher Purismus. Die Kürze und Prägnanz der Lehrsätze verblüffen durch ihre auf den ersten Blick so selbstverständliche Einsicht. Muss man wirklich Zen-Meister sein, um den Satz »Verschwendet nicht eure Zeit« zu sagen? Ja, wenn wir weiterlesen und uns auf die Erkenntnis einlassen, dass unsere Träume von einer Zukunft und einem besseren Leben, das wir uns darin vorstellen, so lange nicht realisiert werden, bis sie Gegenwart sind. Wir können also weder in der Vergangenheit noch in der Zukunft leben. Und so müssen wir uns darüber klar sein, dass die einzige Zeit, in der wir wirklich handeln können, die des gegenwärtigen Augenblicks ist.

Diese Sätze hat der japanische Zen-Meister Dogen Zenji am Anfang des 13. Jahrhunderts formuliert. Was so selbstverständlich klingt, so einfach, entfaltet seine Wirkung erst dann, wenn wir einmal bewusst darüber nachdenken, wie verschwenderisch und nicht bewusst wir mit der Zeit umgehen.

Auch nicht gelebte Zeit ist verschwendete Zeit. Ich meine das nicht im ökonomischen Sinne von »Zeit ist Geld«. Mir geht es bei der gelebten Zeit vielmehr um Erfahrung, Einsicht, Glück, aber ebenso auch um Schmerz und Irrtum, also bewusste und gelebte Zeit. Nun wird im Zusammenhang mit der Depression immer wieder gesagt, die Lebensphase der Depression sei eine notwendige, ja eine lebensrettende Aus-Zeit. Wer sich bewusst eine Aus-Zeit nimmt – so wie man das Licht für eine gewisse

Zeit ausschaltet –, tut dies in der Absicht, Abstand zum Alltag finden zu wollen. Der gewohnte Zeitablauf soll einmal bewusst unterbrochen werden.

Auch die Depression ist eine Aus-Zeit. Aber sie wird dem Kranken aufgezwungen. Er kann sich nicht dagegen wehren und seine erste Wahl ist es schon gar nicht. Vom bewussten Leben abgeschnitten zu sein, macht Zeit in der Depression so kostbar. Wir können nicht mehr über die Zeit verfügen, sie gestalten oder einfach nur verstreichen lassen. Nein, wir machen in der Depression die bittere Erfahrung, dass jemand anderes, der unsichtbar bleibt, unsere Zeit verschwendet – und wir erleben diesen Zustand bewusst, aber so unendlich hilflos.

Ich will hier nicht einer Turbobehandlung in der Depression das Wort reden. Aber ich weiß aus eigener bitterer Erfahrung, wie wenig ernst genommen sich der Depressionskranke in seinem Ringen um gelebte Zeit fühlt. Zuerst das lange Warten auf den Behandlungsbeginn, dann die unsäglichen Intervalle zwischen den Therapieterminen, die vergiftete Einsamkeit und das Verlassensein in dieser Zeit, die kein Leben bedeutet. Der Kranke erlebt sich als Bestrafter. Auf der einen Seite vom Schicksal – warum gerade ich? –, auf der anderen durch die Behandlung, die sich noch immer sehr wenig darum schert, wie zermürbend gerade dieser aufgezwungene Umgang mit der eigenen Lebenszeit empfunden wird. Wer das Gefühl haben muss, dass seine eigene Zeit nicht wirklich wichtig ist, fühlt sich nicht nur gedemütigt, er fühlt sich gleichsam entmündigt.

Die Behandlung einer Depression braucht Zeit. Auch die Krebstherapie ist nicht in ein paar Tagen erledigt. Aber hier spürt der Kranke, dass es sowohl den Ärzten als auch den Kliniken und Krankenkassen darum geht, die Behandlungszeit so knapp wie möglich zu halten. Natürlich ist hier das Kostendiktat der Grund für den ökonomischen Umgang mit der Zeit. Und sicher wünscht sich mancher Patient, lieber ein paar Tage länger die Pflege und Fürsorge im Krankenhaus erleben zu können, als möglichst schnell wieder auf sich selbst und die noch als nicht ausreichend erlebten Kräfte verwiesen zu werden. Die Verweildauer hat sich in den letzten Jahren aufgrund der medizinischen Weiterentwicklung und effizienterer Behandlungstechniken drastisch verkürzt – meistens zum Vorteil der Patienten, die glücklich sind, so schnell nach der Krankenhauseinweisung wieder selbstbestimmt über die eigene Lebenszeit verfügen zu können – selbst unter Berücksichtigung der krankheitsbedingt geringeren Lebensqualität.

In der Ausnahmesituation eines Krankenhausaufenthaltes, bei körperlichen Einschränkungen durch einen Beinbruch und selbst bei einer kurzen fiebrigen Erkrankung nehmen wir die eigene Zeit, unsere Lebenszeit, besonders wahr. Der Verlust an Selbstbestimmung stört uns, wir erleben den Zugriff auf die Zeit, der wir doch unseren eigenen Stempel aufdrücken wollen, als unvollständig und fremdbestimmt. Als gesund erleben wir uns erst wieder, wenn sich der Umgang mit der Zeit normalisiert – auch wenn wir uns in der Krankheit vorgenommen haben, in Zukunft mit unserer Zeit besser umgehen zu wollen und keine Zeit mehr zu verschwenden.

Wer in der Depression seinem Beruf nicht mehr nachgehen kann, verfügt über ein Höchstmaß an freier Zeit. Wer sich dagegen arbeitend über den Tag schleppt, erlebt die verbleibenden Stunden oft kraftlos und ist unfähig, die objektiv vorhandene Zeit mit Leben und Sinn zu füllen. Andere wünschen sich mehr Zeit für sich selbst – und genau das ist ein Zeichen von Gesundheit und Vitalität. Wer seine Zeit nicht verschwenden will, wer sein Leben auskosten will, lebt bewusst. Er erlebt Zeit als Geschenk, mit dem man sehr sorgfältig und mit dem richtigen Maß umzugehen hat.

Wie anders erlebt der Depressionskranke die Zeit! Sie zerrinnt ihm sinnlos zwischen den Fingern und er leidet darunter. Er kann in seiner Lebenszeit keinen Sinn erkennen. Noch weniger kann er ihr einen Sinn, einen Inhalt geben. Im fehlt jedweder Zugriff auf die eigene, als so kostbar empfundene Lebenszeit.

Die Behandlung einer Depression mag Wochen, Monate oder auch Jahre dauern. Es ist nicht die Krankheitsdauer, die als so quälend empfunden wird, es ist die gefühlte Hilflosigkeit, keinen wirklichen Einfluss auf das Heilungsgeschehen nehmen zu können. Und niemand sagt dem Kranken, was er tun kann, um diesen Zustand zu ändern. Das ist Alltagsrealität in der Depressionsbehandlung.

Es gibt interessante Experimente in der Landwirtschaft, die beweisen, dass wir durchaus ökologisch verantwortungsvoll und im Einklang mit den Ressourcen leben könnten. Es gäbe auch den Weg zurück zu einem schadstofffreien ökologischen Kreislauf. Der Preis, den wir dafür bezahlen müssten, heißt nicht Verzicht, sondern Zeit. Wir optimieren dagegen täglich den Umgang mit der Zeit unter dem Diktat der Ökonomie. Das ist unser Weltbild. Es ist Realität und jeder von uns muss sein Leben in dieser so geprägten Welt verantworten – Ausstieg eingeschlossen.

Nur in der Depression soll in der Wahrnehmung des Kranken Zeit keine Rolle spielen, zumindest keine wichtige. Vielleicht wird jetzt verständlich, warum mir der Faktor Zeit in der Depression so wichtig ist. Ich möchte dem Zynismus im Umgang mit der Zeit des Depressionskranken entgegentreten. Nicht nur die Würde jedes Menschen ist unantastbar, es ist auch die eigene Lebenszeit. Niemand anderes hat das Recht, über unsere Lebenszeit zu verfügen, als wir selbst. Wir können und müssen unsere Lebenszeit in den Beruf, in die Familie und für unsere gesellschaftliche Verantwortung einbringen, aber wir müssen es selbstbestimmt und nach besten Kräften tun dürfen.

Wer verstanden hat, wie wichtig, wie lebenswichtig der selbstbestimmte Umgang mit der Zeit für den an Depressionen Leidenden ist, der wählt ein Behandlungskonzept, das dem Kranken in jeder Minute seines Lebens das empathische Gefühl gibt, dass seine Zeit ebenso kostbar ist wie die des Gesunden. Auch wenn Kraft und der Wille zur Selbstverantwortung im Umgang mit der eigenen Lebenszeit in der Depression eingeschränkt sind, so muss die Therapie gerade darauf setzen, alle nur verfügbaren Reserven des Kranken zu mobilisieren, damit er möglichst schnell das Gefühl zurückgewinnt, nicht das Opfer unnötiger Zeitverschwendung zu sein. Der kleinste positive Behandlungsschritt ist Zeitgewinn. Und Zeitgewinn heißt, dass der Kranke Zeit wieder als lebenswertes Gut wahrnimmt. Zeit *leben* also muss die oberste Maxime der Behandlung in der Depression sein – nicht Zeit geschehen lassen.

Es ist wie beim schadstofffreien ökologischen Kreislauf: Der geforderte Einsatz, um dieses Ziel zu erreichen, ist der dafür unabdingbar notwendige Zeitaufwand. Eine lebensverlängernde Operation an der Bauchspeicheldrüse dauert viele Stunden und kostet viele Tausend Euro – zuzüglich Nachbehandlung. Wie schäbig gehen wir dagegen mit dem Krebs der Seele um! Und das wider besseres Wissen aller Beteiligten.

Eine Depression ist heilbar, wenn sie ebenso ernst genommen wird wie andere lebensbedrohende Krankheiten. Diese simple Tatsache bewusst zu machen, lohnt jede Anstrengung – im Sinne und zum Wohle jedes leidenden Patienten ebenso wie zum Vorteil unserer Volkswirtschaft. Hier decken sich im wahrsten Sinne individuelle und ökonomische Interessen zu der so oft beschworenen Win-win-Situation.

Arbeit am Ich – von der Notwendigkeit der Selbstverpflichtung

Wenn ich bei meinem Einkauf am Samstag auf dem Wochenmarkt von der Gemüsehändlerin seit Jahren mit den Worten »Was soll's denn heute sein, junger Mann?« angesprochen werde, muss ich zwar jedes Mal über diesen nur allzu durchsichtigen Trick mit dem Kompliment schmunzeln, gleichzeitig genieße ich die freundliche Geste. Bei der Frau steckt dahinter keine Berechnung, sondern ein gutes Maß an Herzenswärme. Ich mag Leute, die ihr Geschäft noch immer mit Humor und Menschlichkeit betreiben.

Was tut uns bei einem solchen Kompliment so gut? Es ist das Gefühl von Belohnung – in »junger Mann« steckt eine Bewertung: »Ich ahne ja, wie alt Sie wirklich sind, aber dafür haben Sie sich ganz gut gehalten. Kompliment für Ihre Lebensführung!« Die Marktfrau hat die Grundvoraussetzung für einen Therapeuten einfach im Blut: Empathie – und die soll auch gern das Geschäft fördern, wenn sie denn aufrichtig ist. Zur Empathiekompetenz bedarf es keines Studiums. Vielleicht kann sie überhaupt nicht im klassischen Sinne erlernt werden, man muss und darf vielmehr über sie verfügen wie ein Geschenk, das man gern mit anderen teilt.

Wer unter Depressionen leidet, mag durchaus über Empathie verfügen, nur leider nicht sich selbst gegenüber. Auch würde er es als lächerlich und verlogen abtun, sich zu belohnen oder gar dem einfältigen Rat zu folgen, doch bitte positiv zu denken oder gar Wellness für die eigene Seele zu betreiben. Solche, wenn auch gut gemeinten Ratschläge, werden ihn kaum erreichen. Wer in Hoffnungslosigkeit auf die Welt schaut und ohne ein Repertoire an Wünschen dasteht, hat weder Anlass noch Verständnis für solche Vorschläge. Auch die zermürbenden Vergleiche, dass es anderen Menschen, die unter Krebs leiden, doch objektiv noch viel schlechter geht, greifen nicht. Im Gegenteil, sie zeigen dem Kranken nur, wie wenig Verständnis ihm in seinem Leiden entgegengebracht wird.

Ein Kind, das unter furchtbaren Zahnschmerzen leidet, aber noch mehr Angst vor dem Zahnarzt hat, wird irgendwann entscheiden, sich dem einen oder dem anderen Übel zu stellen. Am Ende werden die Vernunft und der Arzt siegen und das Erstaunen groß sein, dass sich die Schmerzen verflüchtigt haben. Vielleicht damit auch die Angst vor dem Zahnarzt. So uneinsichtig wie das Kind ist auch der Kranke in der Depression. Mit Argumenten ist er kaum zu überzeugen, kleine Stimmungsaufhellungen wird er als Zufall abtun. Er wird überhaupt jede relative und damit in seiner Wahrnehmung viel zu geringe Verbesserung seines Zustandes als bedrückend empfinden. Er will gesund sein, ganz gesund – schmerzfrei – und sich nicht mit Relativitätsüberlegungen aufhalten. Er ist ungerecht sich selbst gegenüber, er leugnet seine Fähigkeiten, er sieht nicht die Schönheit eines Sonnenunterganges, sondern allein seine bedrückende Symbolik: Wieder geht ein Tag mit Leid und Hoffnungslosigkeit zu Ende. Die Depression versperrt dem Kranken nicht nur den Blick, sondern auch den Zugang auf die Schönheiten des Lebens in all ihren Facetten.

Der Volksmund sagt zu Recht, dass man manche Menschen zu ihrem Glück zwingen muss. Damit ist nicht die Anwendung von Gewalt gemeint, sondern der Hinweis: Schau hin, lass dich überzeugen, sei einsichtig! Soll dieser Weg Erfolg haben, sind gute Argumente vonnöten und ebenso das rechte Maß an Empathie, dass die Argumente auch positiv ankommen und nicht an Vorurteilen abprallen.

So, wie das Kind sich mit allen Mitteln wehren wird, nicht zum Zahnarzt gehen zu müssen, so muss ebenso ein unter Depressionen Leidender akzeptieren, dass er sich zwischen den Möglichkeiten Genesung und Leiden entscheiden muss, so schwer es auch fällt. In der Krebserkrankung lassen wir uns nur zu gern durch Erfolgsstatistiken von der Notwendigkeit einer Operation überzeugen. Auch der Depressionskranke wird um die »Operation« seiner Seele nicht herumkommen. Alleiniges Zuwarten oder das Verweigern einer auch »schmerzhaften« Behandlung werden nicht zur Besserung führen. Auf diese Lebenserfahrung muss sich der Kranke einlassen. Das heißt, er muss für eine gewisse Zeit die Ratio dem Vertrauen überlassen – wie der Patient vor der Narkose. Er muss die kreisförmige Selbstbespiegelung, die sich ihm jeden Tag von Neuem geradezu zwanghaft als Selbstverpflichtung aufdrängt, im Zutrauen auf den Therapeuten für eine gewisse Zeit verlassen und mit verbundenen Augen auf den schmalen Pfad der Zuversicht vertrauen. Er muss also die Führung zugunsten des Geführtwerdens abgeben.

So, wie bei einem Kaufvertrag Ware gegen Geld getauscht wird, so wird während der Krankheit für eine gewisse Zeit Selbstbestimmung durch Vertrauen ersetzt. Ich weiß, wie schwer dieser Schritt ist, weil Vertrauen eine gewisse Neugier voraussetzt, ein Sich-einlassen-Wollen auf das Unbekannte. Und gerade das fällt dem Depressionskranken so schwer. Er will in der Uferlosigkeit seiner Verzweiflung vielmehr im Kokon der eigenen Vertrautheit verbleiben: bitte nichts Neues, bitte nichts Verstörendes, nicht noch mehr Unsicherheit und bitte keine noch so kleine Überraschung. Das auch noch zu verkraften, fehlt mir der Elan, schaut mich doch an in meiner Zerbrechlichkeit! Da soll noch Platz für Vertrauen sein? Nein, es gibt weder Kraft noch irgendeine Zuversicht. Warum quält ihr mich so?

Als ich selbst am Abgrund stand und nur noch im Suizid Erlösung finden wollte, hat mich mein Psychiater mit der »Magie« des Vertrauens in meine Verlässlichkeit (»Sie werden um meiner und Ihrer willen nicht springen!«) »gezwungen« zu bleiben. Es sollte der Wendepunkt in meiner Depression sein. Ich habe mich damals, als ich zu allem entschlossen war, durch die Empathie meines Arztes wie betäubt auf eine weitere Stunde Schmerz und Hoffnungslosigkeit eingelassen. Es war der entscheidende, lebensrettende Tausch von Vertrauen gegen Selbstbestimmung – denn die hätte den Tod bedeutet.

Ich hatte mich selbst mit dem Leben belohnt. Natürlich war damit nicht eine Spontanheilung gemeint, aber irgendetwas für mich noch heute Unerklärliches hatte sich in dieser einen Stunde ereignet: Mein Lebenswille war nach quälenden Jahren endlich geweckt. Der Seelenmotor, den ich gern Elan nenne, war angesprungen. Dieser Elan braucht, um die gewünschte Leistung zu erbringen, als Kraftstoff das Prinzip Erfolg. Erfolg meine ich hier nicht im materiellen Sinne – der mag auch wichtig sein –, sondern als Resultat eines ergebnisoffenen Tuns. Wir gewinnen ein Tennismatch und sind beglückt: über unsere Leistung, hatten wir doch auf Sieg gesetzt! Das Prinzip von Engagement und Belohnung treibt uns um, Bestätigung bedeutet Freude und Freude ist das seelische Stichwort für »Davon möchte ich mehr haben!«. Dieses Mehrwollen kann sich natürlich auch verselbstständigen. Wir sprechen dann von der »Droge Erfolg« und meinen damit ein Suchtpotenzial, das alles Maß übersteigt, zerrüttet und gefährlich ist, lebensgefährlich.

Aber ebenso lebensgefährlich – seelengefährlich – ist der verweigerte Erfolg im Krankheitsgeschehen der Depression. Wer sich dem Leben durch Isolation entzieht und den Rückzug allein darauf fokussiert, sich selbst erfahren und verstehen zu wollen, verweigert dem Seelenmotor Elan den betriebsnotwendigen Brennstoff.

Ich muss immer wieder die Vergleiche zu anderen Erkrankungen anführen, zum Beispiel die konsequente, Leben erhaltende Krebstherapie, aber auch die notwendige Diabetesbehandlung, um deutlich zu machen, dass es sich in der Therapie der Depression um dieselben einschneidenden Maßnahmen handelt. Es geht nicht um Handauflegen und gute Worte, sondern um das Durchstehen einer anstrengenden Therapie.

Das Immunsystem unserer Seele schädigt sich in der Depression gleichsam in einer zerstörerischen Überreaktion, einem Strudel, und irgendwann im finalen Sog der Lebensverneinung. Es ist nicht allein ein körperliches Verweigern, nicht nur ein soziales Verweigern, sondern vor allem auch ein – glücklicherweise reversibles – Verweigern jedweder intellektueller Auseinandersetzung. Oder besser: Die so zwingend notwendige permanente »Nahrung« für das Gehirn wird diesem verweigert: keine Informationen, Emotionen, Gedanken, kein Austausch, keine visuellen Eindrücke, Reize, Botschaften an das Gehör und kein körperliches Agieren. Es ist der Kosmos des Alltagserlebens, der die Grundnahrungsmittel für das Gehirn darstellt – die unverzichtbaren festen und flüssigen Nährstoffe. Das mag noch zu einem Funktionserhalt für eine bestimmte Zeit reichen. Aber unter Leben verstehen wir etwas anderes. Besonders der Betroffene.

Der Depressive ist gleichsam verweigerungssüchtig – und das allein krankheitsbedingt, nicht als Lustgewinn. Er muss lernen, er muss irgendwann akzeptieren, dass es mit zu wenig Nahrung für das eigene Gehirn zu Schäden kommen wird. Bei der Zwangsernährung wissen Ärzte um die lebensnotwendigen Ingredienzien, damit ein Mensch nicht stirbt. In der Depression dagegen sind die Grenzen – glücklicherweise – fließend.

Aber auch das bedeutet eine besondere Gefahr. Wo ist die Grenze des Notwendigen erreicht, wann ist ein Zuviel schädlich oder gar gefährlich? Alles Neue schmerzt den Kranken, alles Zuviel an Information und Forderung bedeutet Bedrohung, und wird das Maß allzu weit überschritten, kann es sogar zur Lebensgefahr werden. Aus Angst vor der eigenen Überforderung und dem Versagen will der Depressionskranke stets zu wenig. Das laienhafte Gegenüber dagegen meint, der Kranke sei doch, bei etwas gutem Willen, zu viel mehr in der Lage. Diese Diskrepanz in der Wahrnehmung bedeutet, dass der Kranke permanent das Gefühl hat, seinen Zustand verteidigen zu müssen, während der andere nur zu gern mit Unverständnis auf die Lähmung in der Depression reagiert.

In einer empathischen und zielorientierten Therapie geht es darum, dass der Patient zuerst einmal die selbstzerstörerischen Wirkmechanismen in der Depression erkennt und akzeptiert. Dazu zählt, dass jemand, der zu wenig von allem will, den Zustand nicht nur chronifiziert, sondern auch schnell dramatisch verschlechtert. Das rechte Maß für eine erfolgreiche Selbstunterstützung in der Therapie kann der Kranke nicht abschätzen. Dazu bedarf es der Kompetenz des Therapeuten: Was ist möglich, was ist notwendig, was ist zumutbar?

Die Rolle des Fordernden wurde in der Therapie lange abgelehnt, ebenso jedwede aktive Unterstützung und Motivation durch den Therapeuten. Der an Depressionen Leidende sollte sich nicht nur selbst erkennen, sondern sich auch selbst helfen, während der Therapeut allein eine Projektionsfläche darstellte. Das allerdings ist ein gefährlicher Spagat, der vor allem eines bedeutet: den enervierenden Verlust an selbstbestimmter Lebenszeit! Wir sind nicht in der Welt, um uns im Leiden zu gefallen, sondern um zu leben. Die Depression bedeutet, wie jede schwere Krankheit, eine biografische Zäsur, eine Wunde, die der Versorgung und der Heilung bedarf. Aber zur Selbsterkenntnis müssen wir uns diese Wunde nicht immer und immer wieder aufreißen, damit sich dieser Lebenseinschnitt auch wirklich dauerhaft einprägt. Wer als Therapeut die schmerzende Wunde der Depression nicht schnell und nachhaltig heilen will, maßt sich Rechte über den Patienten an, die ihm nicht zustehen. Die Aufgabe des Therapeuten ist es nicht, die vermeintliche Selbsterkenntnis zu befördern oder gar biografische Ursachenforschung für den Patienten zu betreiben, sondern zuerst einmal die Lebensgefahr durch das Leiden in der Depression abzuwehren – schnell und konsequent. Mit 45 Therapieminuten pro Woche ist da nichts, aber auch gar nichts zu machen. Dann kann man sich auch gleich einfach der Zeit als dem besten Therapeuten anvertrauen – oder sich selbst. Wir lassen auch heute niemanden mehr einmal in der Woche zur Ader, damit die bösen Bakterien abfließen.

Machen wir uns noch einmal klar: Wir wissen zu wenig über die Ursachen der Depression, aber wir kennen die Wirkmechanismen, wie die Depression zu behandeln ist – ohne den großen Umweg über die verlorene Lebenszeit!

Wenn ich auf meine eigene Krankheitsbewältigung zurückschaue, bin ich traurig, dass ich nie mit der Aufforderung eines Philosophen wie Terry Eagleton konfrontiert wurde: »Wenn unser Leben einen Sinn hat, dann einen, den wir ihm selbst geben, und nicht einen, der fertig vorgegeben wäre.« Auch in der Konfrontation mit der Krankheit – leicht oder schwer – müssen wir unserem Leben selbst den Sinn und die Bedeutung geben, die wir uns vorstellen. Das gilt auch für die Depression. Und es ist für den Patienten hilfreich, genau daran immer wieder erinnert zu werden: an die Selbstverantwortung, so klein sie im Krankheitsverlauf der Depression auch manchmal sein mag. Weder darf uns der Therapeut aufgeben noch wir uns selbst. Zu dieser Verantwortung gehört es auch, dass wir in der Therapie ständig mit unseren Möglichkeiten konfrontiert werden, ernst und immer wieder.

In der Depression können wir lesen, aber vielleicht noch nicht wieder Sport treiben. In der selbst gewählten Isolation ist das Lesen manchmal die letzte begehbare Brücke ins Leben. Jeder aufgenommene Buchstabe, jedes verstandene Wort und jede geschaffte Seite bieten dem Gehirn zumindest einen Teil der notwendigen Reize an, die notwendig sind, uns im Leben zu halten. Es geht am Anfang gar nicht unbedingt um Inhalte, sondern nur darum, das Gehirn irgendwie mit Reizen zu versorgen. Im therapeutischen Dialog wird dann gemeinsam das Maß an Beanspruchung festgelegt und »die Dosis gesteigert«. Irgendwann bedürfen wir dann der Gehhilfen des Therapeuten nicht mehr und wir bestimmen Inhalt und Umfang der Lektüre selbst. Was für ein Schritt!

Ich selbst habe auf dem langen Weg zur Genesung viel gelesen, aber nie zielgerichtet. Ich hatte ja damals noch kein Ziel, auf das ich hinarbeiten und hinleben wollte. Aber im Nachhinein hat sich jede noch so kleine Lektüre als irgendwie sinnvoll erwiesen, wie von Zauberhand gesteuert. Eine Kausalität habe ich dabei nie erkennen können, aber ich habe die Faszination erfahren, dass jede aufgenommene Botschaft in einem Buch bei mir plötzlich wieder Reaktionen und Emotionen wachgerufen hat. Und das war viel wichtiger als jede intellektuelle Erkenntnis über die Lektüre. Der Sinn des Lesens bestand also in erster Linie darin, mein Gehirn nicht »austrocknen« zu lassen. Aber das Lesen hat mich auch von der permanenten Selbstbespiegelung, vom unsinnigen Strudel des Selbst-verstehen-Wollens und der Außenvergleiche befreit. Ich begann meinem Leben wieder selbst einen Sinn zu geben, nicht länger darauf hoffend, dass mir die Sinnbestimmung abgenommen wird.

Das kleine Kind lässt sich so lange mit Wonne füttern, bis es die Faszination des eigenen Löffels erkennt – und seine vielfältigen Möglichkeiten. In der Depression verhält es sich ähnlich: Wir müssen dazu gebracht werden, uns vom Gefüttertwerden in der Therapie so weit zu befreien, dass wir uns wieder allein und autonom »ernähren« können. Das heißt nichts anderes, als neben der Therapie das Leben auch wieder in Selbstverantwortung anzugehen.

Ich habe mich über lange Zeit in meiner Isolation von Biografien und Autobiografien »ernährt«. Ich wollte erfahren, wie andere mit ihrem Leben umgegangen waren, mit ihren Erfolgen und ihren Niederlagen. Dadurch wurde ich, wenn auch erst einmal in ein fremdes, aber doch immerhin wieder in das Leben hineingezogen. Und jedes dieser beschriebenen Leben bot eine enorme Plastizität, die meine Isolation an Reizen so unendlich übertraf. Dass diese von mir gewählte Form der temporären Lebensbewältigung auch der Plastizität meines Gehirns guttat, merkte ich erst, als ich selbst wieder die ersten Schritte aus dem gewollten Alleinsein zurück unter Menschen unternahm. Und: Es ging!

Später begann ich mit dem Laufen. Auch dort wollte ich allein sein, mich nicht von den Terminen anderer abhängig machen. Ich wollte sehen, was ich mir zutrauen konnte, ohne mich rechtfertigen zu müssen. So habe ich langsam gelernt, was es bedeutet, sich zu fordern, zu trainieren und Erfolge zu erleben – Selbsterfahrung durch Selbstverantwortung. Ich konnte mich also wieder selbst ernähren und mich wieder fortbewegen, zurück ins Leben. Viele Gewohnheiten aus der Zeit der Depression habe ich mir bewahrt: Ich mache auch weiterhin am liebsten allein Sport: Laufen oder Radfahren. Ich bin lieber allein oder mit ganz wenigen Vertrauten zusammen als in großen Gesellschaften. Aber ich meide sie nicht, ich nehme sie wahr, wenn sie mir etwas versprechen oder ich dem Gastgeber durch meine Gegenwart eine Freude machen kann.

Es geht in der Selbstverpflichtung und der Selbstverantwortung im Rahmen der Therapie nie um Leistung. Therapie bedeutet nicht Wettkampf, sondern Lebenstraining unter Anleitung. Erst wenn uns der Tennistrainer die Rückhand beigebracht hat, können wir sie auch in allen möglichen Varianten einsetzen. Und irgendwann werden wir für uns entscheiden, ob wir überhaupt noch weiter Tennis spielen wollen oder das Wandern vorziehen. Dieses Gefühl von Freiheit durch Selbstbestimmung bedeutet den Wendepunkt von der Depression zu einem wieder selbstverantworteten Leben.

Ich bin nicht dankbar, eine langwierige Depression erlebt haben zu müssen. Aber ich bin zutiefst dankbar, dass ich noch lebe. Dieses Geschenk verdanke ich allein der Empathie meines Therapeuten.

Seit dieser Zeit bemühe ich mich, meinem Leben selbst einen Sinn zu geben. Dabei erstaunt mich vielleicht am meisten, wie wertvoll es für die eigene Biografie ist, Fehler zu machen. Oder: »Umwege erhöhen die Ortskenntnis«, wie es der Autor Markus

Seidel so treffend formuliert hat. Wer keine Fehler machen will, den bestraft das Leben – im günstigsten Fall nur durch Langeweile.

Ich gestehe, dass ich mich erst ab Mitte 50 mit Philosophie beschäftigt habe. Der amerikanische Autor Lou Marinoff hat dazu mit seinem Buch *Bei Sokrates auf der Couch. Philosophie als Medizin für die Seele* den Anstoß gegeben. Sich mit dem Menschheitswissen zu beschäftigen heißt auch, das eigene Leben in Relation zu den vergangenen 100 Generationen gelebter Erkenntnis zu setzen. In Freud und Leid. Damit macht die selbst erfahrene Depression noch keinen Sinn, aber sie bekommt eine Bedeutung. Oder wie ich bei Lou Marinoff las: Ein ungeprüftes Leben aber ist für den Menschen nicht lebenswert (Sokrates).

Die Schuldfrage in der Depression

Über die Schuldfrage im Zusammenhang mit einer Krankheit nachzusinnen, ist heikel. Hat der Extremsportler Schuld an seiner Verletzung, weil er sich überschätzt hat? Ist der moderate Genussraucher schuld an seinem Lungenkrebs und der Übergewichtige an seinem Herzinfarkt? Statistiken, die diese Phänomene untersucht und bewertet haben, sind noch lange kein Kausalitätsnachweis im Einzelfall. Bei Fahrlässigkeit und Leichtsinn, wir sprechen dann zu Recht von sträflichem Leichtsinn, werden wir mit der eigenen Schuld konfrontiert. Die Verletzungen, die wir in einem solchen Fall erleben, haben wir selbst zu vertreten und auszustehen. Manchmal ein Leben lang, woran uns dann eine tiefe Narbe, ein abgetrennter Finger oder Schlimmeres permanent erinnern – als Mahnmal der eigenen Leichtsinnigkeit oder physischen Überheblichkeit: ein Abbild dessen, dass wir an unserer Schuld tragen und ihre Last spüren.

Einer ganz anderen Variante im Schuldverständnis begegnen wir in der Depression: die irrationale, krankheitsbedingte Selbstanklage auf der einen und die Schuldzuweisung an Dritte als Selbstentlastung auf der anderen Seite: Sie sind schuld an meinem Leiden, ihr schuldhaftes Verhalten hat zu meiner Depression geführt.

Die Selbstanklage, tiefe Mitschuld an der eigenen Depression zu haben, ist ein klassisches Muster einer falsch verstandenen Selbstverantwortung, die ihre Ursache in der Eigenwahrnehmung hat, deren Konturen mit der gesunden Ausgangssituation vor der Depression nur noch sehr wenig zu tun haben. Das Selbstwertgefühl ist in der Krankheit zusammengebrochen, die Antennen für die Realitäten des Lebens haben ihren Empfang eingestellt. Nur ein einziges Signal ist noch zu vernehmen – penetrant und zermürbend: dass das Leben keinen Sinn mehr hat und dass es aus dieser Falle Depression kein Entrinnen geben wird. Ist der Lebenselan erst einmal gebrochen, lassen sich keine Kräfte zur Verteidigung gegen die selbst verfügte Schuldzuweisung aufbringen: Ich habe diesen Zustand der Lebensuntüchtigkeit herbeigeführt, und ich werde sie niemals mehr überwinden können. Ich bin nur noch eine Last für die anderen.

In dieser Krankheitsphase der äußersten Hoffnungslosigkeit muss dem depressiven Patienten immer wieder eindringlich vor Augen geführt werden, dass die Sicht auf das eigene Leben und die eigenen Fähigkeiten durch die Depression so stark eingeschränkt und unterbewertet ist, dass sie nichts, aber auch gar nichts mit einer objektiven Persönlichkeitseinschätzung, etwa durch neutrale Dritte von außen, zu tun hat. Die Depression ist nun einmal das sprichwörtliche biografische Nadelöhr, das es zu überwinden gilt – und die Chancen für jeden Betroffenen stehen gut, es zu schaffen. Das gilt aber nur dann, wenn alle therapeutischen Hebel schnell und entschlossen eingesetzt werden und der Patient in dieses Hebelwerk auch mit all seiner verbliebenen Kraft eingebunden wird. In welche Richtung sich das Leben des Kranken nach dem Kraft- und Leidensakt entwickeln wird, ist in dieser Nadelöhrphase nicht abzuschätzen. Das Spektrum reicht von Kontinuität bis zum biografischen Bruch mit all dem, was vor der Krankheit einmal Bedeutung hatte. Damit unterscheidet sich die Depression von anderen schweren Erkrankungen, bei denen sich die Genesungswünsche stets um eine schnelle Wiederaufnahme der vertrauten seelischen und körperlichen Wesensmerkmale ranken. Niemand würde mit einer überstandenen Operation an der Gallenblase, am Auge oder an der Hüfte eine biografische Neuausrichtung des Rekonvaleszenten assoziieren. Nach der Depression aber müssen wir uns darauf einstellen.

Für mich ist es immer wieder faszinierend zu erleben, zu welch unerwarteten Neuausrichtungen Menschen nach einer überwundenen Depression – ebenso wie nach einer schweren Krebserkrankung – fähig sind und welches Lebensglück sie nach einer solchen Entscheidung erfahren durften. Mir ging es genauso. Und bis heute halte ich eisern an meinem neuen Lebenskonzept fest und bin dem Schicksal und meinem damaligen Arzt dankbar, dass ich den Weg zurück ins Leben gefunden habe. Geglaubt hatte ich daran lange Zeit nicht mehr.

Auch die andere Seite der Schuldproblematik in der Depression, die Schuldzuweisung an andere, ist Teil des depressiven Geschehens. Sie ist aber in der Erklärung wesentlich komplexer – und gefährlich. Gefährlich deshalb, weil sie den Krankheitsverlauf sehr ungünstig beeinflusst und weil es Facetten der Schuld gibt, die der Mensch manchmal nicht überwinden kann – wie die Trauer um das verstorbene eigene Kind, das Geschwister und den geliebten Ehepartner oder den plötzlich Verstorbenen, mit dem man sein Leben in tiefer Liebe teilen wollte. Es gibt andere Formen von Schicksalsschlägen, von denen wir uns nie wieder erholen und die uns ein Leben lang als tiefer Schmerz begleiten. Derartige seelische Verletzungen, basierend zum Beispiel auf einem Trauma, entziehen sich der Vernunft und den Argumenten. Wir müssen akzeptieren, dass einige Menschen derart verwundbar, andere dagegen in der Lage sind, Schicksalsschläge für sich so zu verarbeiten, dass es auch weiterhin glückliche Phasen im Leben geben kann.

Auch Träumen können wir uns nicht entziehen. Es gibt Traumerlebnisse, die uns regelmäßig aufschrecken lassen, deren Ursprungsgeschichte aber viele Jahrzehnte zurückliegen kann. Obwohl das eigentliche Trauma längst überwunden ist und weder unser seelisches noch unser gedankliches Tun in irgendeiner Weise im Alltag berührt, so sind wir den ursprünglichen Erlebnissen immer wieder in den unterschiedlichsten Varianten im Traum ausgesetzt. So wache ich zwei-, dreimal im Jahr nach immer demselben Traum vollkommen verstört in den Morgenstunden auf: Ich sitze wieder in meiner Schulklasse und soll mich zu einem lateinischen Text äußern und weiß überhaupt nicht, wovon der Lehrer spricht. Ich bin vollkommen orientierungslos und wache in einem Erlebnishorizont, der Jahrzehnte zurückliegt, zutiefst erschrocken auf. Rationale Überlegungen helfen hier nicht weiter, ich muss mit diesen Träumen leben, überwinden kann ich sie nicht, erklären schon gar nicht, auch kann ich niemanden für diesen immer wiederkehrenden Traum verantwortlich machen. Er gehört zu mir und ich muss ihn akzeptieren.

Wer dagegen die Schuld für seine als schweres Trauma erlebte Depression in ihrer Entstehungsgeschichte bei anderen sucht und nicht ihre eventuelle Schicksalhaftigkeit akzeptieren will, folgt zwei tückischen Gefühlssträngen. Er lenkt in der Lebensverantwortung von sich selbst ab und verharrt in der vermeintlichen Problemfindung im Krankheitszustand Depression. Und dieses Beharren auf dem Status quo verfolgt die Absicht, auf zweifache Weise die Genesung gleichsam davon abhängig zu machen, ob der eigene Krankheitszustand von den vermeintlich Schuldigen nicht nur akzeptiert wird, sondern vor allem auch als schuldhafte Tat eingestanden wird. Dieses gedankliche Konstrukt verfolgt parallel das Ziel, ein deutliches Signal zu setzen, doch endlich angenommen, akzeptiert und geliebt zu werden: Was habe ich euch getan, dass ihr mich in die Depression verstoßen habt? Was habe ich euch getan, dass ich nicht wirklich bei euch sein darf? Oder noch eindringlicher gefragt: Warum liebt ihr mich nicht?

Ein Krankheitsverständnis, das allein auf die Lösung dieser Fragen setzt, kann meiner Erfahrung nach nur über einen äußerst beschwerlichen und langwierigen Lebensprozess zu einer Antwort finden. Nur: Wie immer diese Antwort zur vermeintlichen Schuldfrage auch ausfällt, bedeutet sie auch das Ende der Depression? Nein und abermals nein.

Ich möchte niemanden, der sich die Genesung von der Depression in der einen oder anderen Therapieform verspricht, verletzen, indem ich mich über ihn erhebe. Aber ich möchte Denkanstöße geben, die auf eigenen und den Erfahrungen anderer beruhen, sich der Krankheit Depression zuerst einmal unvoreingenommen zu nähern, alle Möglichkeiten auszuschöpfen, den Verlauf und die Leidenszeit zu verkürzen und der Hoffnungslosigkeit die Lebensakzeptanz entgegenzusetzen, auf welchem Weg auch immer.

Auch wenn die eigene Depression die Folge einer seelischen Verletzung durch andere ist oder sein sollte – Eltern, Geschwister, Großeltern, Verwandte, Freunde –, so werden wir diese Schuld, die uns andere zugefügt haben, irgendwann für unser Leben akzeptieren müssen. Es gibt alle Facetten des Bösen auch stets im eigenen biografischen Umfeld, von der kleinen selbstsüchtigen Manipulation bis zur vorsätzlichen Unterdrückung. Ja, es gibt Eltern, die ihre Kinder nicht lieben, es gibt den betrügerischen Bruder ebenso wie den vollkommen Unbeteiligten in der Familienstruktur, der sich einfach nicht für seine Nächsten interessiert. Die anderen Familienmitglieder sind da, aber er macht sich keine Gedanken um sie. Es ist sein Wesenszug, den wir noch nicht einmal mit dem Begriff Egoismus oder Narzissmus abqualifizieren können. Dürfen wir dem Gehörlosen vorwerfen, dass er unsere Stimme nicht versteht? Der Grat, auf dem der Kranke verweigerte Verantwortung, vorsätzliche Manipulation, entzogene Liebe oder einfach nur Desinteresse beurteilt, ist sehr schmal, gefährlich schmal.

Ich selbst war gegenüber meinen Patenkindern immer desinteressiert. Ich wollte nie Kinder haben, Kinder interessierten mich nicht. Ich habe die Patenschaften nicht gewollt, sie wurden erbeten, trotz meiner warnenden Hinweise. Ich habe zugestimmt und mich nicht gewehrt. Damit habe ich den Eltern in gewisser Weise gefallen, den Patenkindern aber einen schlechten Dienst erwiesen. Mit einigen von den acht habe ich meine damalige Haltung besprochen. Ich habe mich für meine Ignoranz entschuldigt und um Verständnis gebeten, habe ich doch wirklich niemandem vorsätzlich schaden wollen. Manchmal wird man schuldig, ohne es zu wollen und ohne es in der Situation zu spüren. Mit dieser Schuld kann ich leben, ich habe sie akzeptiert und versucht, die Wunden, die ich meinen Paten beigebracht habe, zu heilen. Mit einigen bin ich nach langer, langer Pause wieder im Gespräch und versuche jetzt, das nachzuholen, was ich damals versäumt habe. So wie der Täter, der seine Strafe abgebüßt hat, nach unserem Verständnis von Vergebung auch wieder am Leben ohne Gefängnismauern teilhaben darf – auch außerhalb der eigenen seelischen.

Ich habe mich über viele Jahre gegen die Depression gestemmt, weil ich ja den Kosmos des Lebens schon kennengelernt hatte. Aber immer habe ich dabei nach den Ursachen gesucht, nach Tätern. Ohne Vorsatz habe ich meine Opferrolle zelebriert – ich konnte nicht anders, weil ich in diesem Selbstverständnis gefangen war.

Im Rückblick verstehe ich mich selbst nicht. Aber ich verstehe heute die Mechanismen der Therapie in der Depression, als ich selbst betroffen war. An diesen Mechanismen halten zu viele Therapeuten noch immer zu lange fest. Die Depression ist kein Selbstfindungsprozess, den man dem Kranken unbedingt allein überlassen muss. Nein, sie ist eine äußerst gefährliche Krankheit, die höchste Kompetenz und Entschlossenheit in der Behandlung erfordert. Und manchmal bedürfen diese Kranken viel mehr der seelischen Gehhilfen, als ihnen zugestanden wird – auch von Therapeuten. Ich denke, viele, sehr viele schmerzt es jeden Tag, dass sie ihr Behandlungspotenzial nicht ausschöpfen dürfen, weil sie es nicht annähernd adäquat honoriert bekommen. Therapeuten sind keine Heiligen, und wir sollten uns davor hüten, ihnen diese Rolle abzuverlangen. Sie sind in einem System gefangen, das eine intensive und nachhaltige Therapie nicht zulässt. Warum sich so viele Behandlungen über eine endlos lange Zeit hinziehen, hat den Grund, dass die Therapeuten nur einen bestimmten – geringen! – Betrag je Patient und Quartal honoriert bekommen. Das ist zeitraubend für den Patienten, unbefriedigend für den Therapeuten und volkswirtschaftlich ein Irrsinn, weil dadurch die beruflichen Ausfallzeiten mit über 50 Tagen pro Jahr bei psychischen Erkrankungen unnötig lang sind. Für den Kranken bedeutet dieser Zustand eine unerträgliche Leidenszeit und eine gesellschaftliche Ausgrenzung, die weit schlimmer ist als die Stigmatisierung durch die Depression selbst: das Gefühl gesellschaftlicher Nichtachtung.

In seiner Hilflosigkeit sucht der Patient nach Erklärungen für seine Erkrankung, bei sich selbst und bei anderen. Beides sind krankheitsbedingte biografische Irrwege, auf denen dem Depressionskranken die Orientierung fehlt. Nur zu verständlich, dass er jedem vermeintlichen Hinweis nachgeht, der auf einen Verantwortlichen verweist. Es ist ein Akt der Selbstentlastung, der aber immer nur kurz seine Wirkung zeigt. Auch wenn es tatsächlich einen Schuldigen gibt, den man für die eigene Depression verantwortlich machen könnte, so ist damit noch nichts für die eigene Genesung gewonnen.

Wenn ich an dieser Stelle die Selbstverantwortung für das eigene Leben anmahne, dann nicht mit dem erhobenen Zeigefinger, sondern in tiefster Empathie für all die Kranken, die in dem Glauben gelassen werden, dass der Königsweg aus der Depression im Verständnis ihrer biografischen Ursachen liegt. Ursachenforschung und Schuldzuweisung können nur Teilschritte auf dem Weg zurück ins Leben sein. Die eigentlichen muss jeder für sich selbst entdecken. In der Depression sind wir dabei auf fachliche Unterstützung angewiesen – ebenso wie der frisch Operierte auf der Intensivstation.

In der Chirurgie ist es durch neue operative Verfahren gelungen, die Dauer des Krankenhausaufenthaltes für den Patienten drastisch zu verkürzen. Für die meisten bedeutet dies einen großen Gewinn an Lebensqualität – niemand ist wirklich gern im Krankenhaus. In der Psychiatrie sind wir von solchen Fast-Track-Behandlungen noch weit entfernt, auch wenn längst erwiesen ist, dass eine anfängliche Intensivbehandlung die Therapie und damit die Leidenszeit für den Patienten stark verkürzen kann. Aber diese Erkenntnis hat sich leider weder bei den Krankenkassen noch bei den Therapeuten durchgesetzt. So bleiben die Strukturen wider besseres Wissen, wie sie sind, allen sind in diesem Verantwortungsgeflecht die Hände gebunden, und niemandem ist damit gedient. Am wenigsten den Kranken, denn sie sind die eigentlich Wehrlosen in diesem System. Der Verweis auf die Selbstverantwortung des Patienten mag daher auf den ersten Blick geradezu zynisch klingen. Selbstverantwortung kann keine Therapie ersetzen, sie ist nie mehr als ein Baustein unter vielen im Verlauf der Behandlung. Aber in dem Augenblick, da der Genesungsfortschritt die Selbstverantwortung wieder zulässt, hat diese vielleicht den wichtigsten Anteil auf dem Weg zurück ins Leben.

Selbstverantwortung wirklich leben heißt dann, dass die Schuldfrage in der Depression irgendwann ihre anfänglich so magische Bedeutung und ihren Einfluss verliert. Wer dann bereit ist, auch Schuld zu vergeben, kann sich endgültig von dieser Bürde der Vergangenheit befreien und sich dem eigenen Leben zuwenden. Vielleicht kann man nur so wieder wirklich ganz gesund werden.

Ich selbst habe mich viel zu lange mit der Schuldfrage in der Depression beschäftigt. Diesen Prozess habe ich vor einigen Jahren abgeschlossen – und fühle mich unendlich erleichtert.

Die Erfahrung der Andersartigkeit: ein Glücksgefühl!

Wer unter Depressionen leidet, weiß, was es bedeutet, plötzlich anders zu sein, sich anders als gewohnt zu erleben, fremd in den Gefühlen, Ausfälle zu haben und in allem vermindert, so klein zu sein, so bodenlos versunken im Selbstzweifel. Und gerade diese als bedrohlich empfundene, plötzliche Andersartigkeit soll als Andeutung irgendwann zu einem Glückserlebnis, vielleicht sogar zu einem Zustand auf Dauer werden? Ich versuche es zu belegen.

Die Erfahrung der Andersartigkeit ist ein Prozess, langwierig und oft zum Verzweifeln schmerzhaft. Ganz früh, als Kleinkind entwickeln wir individuelle Lebenszüge und Verhaltensweisen. Bis zur Pubertät entwickeln wir ein erstes Lebensbild unserer selbst. Es mag biografische Erschütterungen in dieser so entscheidenden Lebensphase geben, sie sind aber nicht zwingend. Wir erleben jetzt unsere unverwechselbare Individualität und werden zu einem Typus, umgangssprachlich: Der Typ da! Und wir assoziieren damit nicht nur irgendein Gegenüber, sondern bewerten treffsicher auf den ersten Blick wesentliche Merkmale eines Menschen – positive wie negative, je nach Seitenzugehörigkeit. Gedanken, Sprache, Körperhaltung und Auftreten werden mit der Pubertät gleichsam zu Markenzeichen unserer selbst, aber ebenso auch in der Wahrnehmung anderer, auch wenn am Anfang dieses Prozesses noch viel Hoffnung und Ehrgeiz im Spiel sind: So will ich erscheinen, so will ich sein, das bin ich – dieser Typ. Aber bin ich es auch wirklich schon oder ist das Sein stets nur ein momentanes Stadium in der eigenen Entwicklung?

In der Schule wurden wir mit dem Satz entlassen: Werde, der du bist! Das klingt nach Schopenhauer und geballter philosophischer Erfahrung. Aber ist mit diesem Ausspruch nicht a priori der Weg ins biografische Unglück verbunden? Gibt es nicht überzeugendere Lebensmaxime für einen jungen Menschen? Weiß ich überhaupt, wer ich bin? Wie weiter oben schon zitiert, hat Goethe diese Frage eindeutig beantwortet: »Ich weiß nicht, wer ich bin, und ich will es auch gar nicht wissen.«

Als ich mich im Alter von 17 Jahren zum ersten Mal mit einer dramatischen Veränderung in meinem Selbsterleben konfrontiert sah, war ich vollkommen hilflos. Sehr viel später, ich war Anfang 20, erfuhr ich über die Diagnose Depression, dass nicht diffus ich, sondern eine Krankheit für die Erschütterung in meinem Leben verantwortlich war. Was sollte sich unter diesen unerwarteten Bedingungen aus dem uns anempfohlenen Lebensprogramm »Werde, der du bist!« nun für mich ergeben? Wer war ich überhaupt und wer könnte ich denn überhaupt werden? Sollte ich suchen, sollte ich handeln oder vielleicht einfach zuwarten, was sich im Strom des Lebens ergeben würde?

In der Depression verliert der Mensch den so selbstverständlichen Kontakt zu sich selbst. Und das gilt für alle Lebensfacetten: Die Sinnfrage bleibt ebenso ohne Antwort, wie der Gedanke an Wünsche und Freude kein Ziel erkennen lässt. Ehrgeiz, was ist das? Wo überhaupt habe ich noch einen Platz in diesem Leben oder wo könnte es einen solchen eines Tages geben? Wie soll ich, wenn ich nicht mehr weiß, wer ich bin, überhaupt erahnen, wer ich werden kann? Und habe ich es selbst überhaupt irgendwann wieder in der Hand? Es geht hier nicht um philosophische Antworten, sondern um die Beschreibung dessen, in welch verzweifelt orientierungsloser Situation sich jemand befindet, den das Schicksal Depression trifft.

Zuerst wird der Kranke mit der plötzlichen Andersartigkeit seines seelischen Zustandes konfrontiert, einer gefühlten Gefühllosigkeit ebenso wie der erlebten Unzuverlässigkeit der bisherigen intellektuellen Kompetenz. Kann ich noch folgerichtig denken, noch rechnen, urteilen, korrekte Sätze formulieren? Warum ist meine Sprache so stockend und unentschlossen? Habe ich überhaupt noch etwas zu sagen? Selbst meine körperlichen Bewegungen sind verlangsamt, so hilflos. All diese Veränderungen im seelischen wie im habituellen und intellektuellen Verhalten sind Folge der Erkrankung. Sie sind in der Ausprägung dem jeweiligen Schweregrad der Depression zuzuordnen und im Verlauf für den behandelnden Arzt oder Therapeuten eindeutig. Wichtig ist jetzt, dass der Patient über diese objektive Normalität des depressiven Geschehens aufgeklärt wird, damit sie als solche den Schrecken der Unerklärlichkeit, des so nie erfahrenen Unnormalen verliert: ohne Krankheitskenntnis keine Krankheitseinsicht. Allein die schafft überhaupt die Grundlage, der Depression entgegenzutreten, ihre Qualen auf Zeit auszuhalten, um dann irgendwann wieder die eigenen Lebenskonturen erkennen und neu prägen zu können.

Damit beginnt die Phase des sich selbst fremden biografischen Tastens. Es gab doch einmal – vor der Erkrankung – eine erlebte Biografie, es gab doch Konturen und Charaktereigenschaften, es gab ein gelebtes Ich, das akzeptabel war. Da waren doch Lebensziele und Wünsche, es gab Freundschaften, enge und fernere Beziehungen, verwandtschaftliche Bindungen, es gab die eigene Meinung und ein ausgeprägtes Geflecht an Emotionen und natürlich die Lust an Erotik und Sexualität. All diese Ausprägungen des Ich wirbelt die Depression durcheinander. Auf nichts scheint mehr Verlass, am wenigsten auf sich selbst. Jede Aktion gleicht der verzweifelten Haltung des Esels, der sich nicht entscheiden kann, an welchem der beiden Heuhaufen er mit dem Fressen beginnen soll – und darüber schließlich verhungert.

Ich selbst habe diese Phase der Depression – neben der Hoffnungslosigkeit und der Angst – als besonders quälend empfunden. Nicht mehr zu wissen, was richtig und was falsch ist, lässt einen permanent auf unsicherem Grund gehen, wie auf Morast, der manchmal das eigene Gewicht gerade noch trägt, aber beim nächsten Schritt schon tief einsinken lassen oder, wenn der Grund moorig wird, auch verschlingen kann. In der Depression bedeutet ein solches Verschlingen die Auflösung des Ich, das jede Orientierung unmöglich macht wie die sichere Wegfindung in den sprichwörtlichen englischen Nebeln der geheimnisumwitterten Moorlandschaften.

Sich selbst als fremd zu erleben, plötzlich alles anders zu begreifen als bisher, ist zwar eine individuell sehr verstörende und quälende Phase in der Depression, sie ist aber allein Folge der Krankheit und nicht die uns vorbestimmte Zukunft. Die vielen Suizide in der Depression sind Folge genau dieser Fehleinschätzung in der Verzweiflung. Aber so, wie sich der Wundschmerz nach einer größeren Operation allmählich verflüchtigt, so nimmt auch die Verzweiflung in der Depression immer dann ab, wenn wir uns die eigenen Seelenschwingungen irgendwann erklären können, dass sie uns nicht mehr so plötzlich überfallen und so mutlos machen. Die Depression überwinden heißt auch, immer wieder unter Anleitung in der Therapie an die eigenen emotionalen Grenzen zu gehen und zu spüren, wie sich diese ganz, ganz langsam wieder in Richtung der eigenen Kompetenz verschieben. Es sind kleinste Schritte, die zu Anfang unmöglich erscheinen – und doch gelingt es irgendwann.

Wenn jedwede Andersartigkeit nicht länger als Bedrohung, sondern als Phänomen empfunden wird, dessen Erklärung einen interessiert – oder auch nicht –, dann hat sich das Ich stabilisiert und die Depression ist gezähmt oder gar überwunden. Je konsequenter in der Behandlung auf diese Erfahrungen und Kausalitäten hingewiesen wird, je stringenter die Arbeit am Ich in der Therapie herausgefordert wird, desto anstrengender, aber auch kürzer wird die Behandlungsdauer ausfallen. Dem Leben in der Depression fehlt der für unsere Sinnesorgane so notwendige Facettenreichtum und dieser lässt uns, wenn wir nicht angehalten werden gegenzusteuern, immer tiefer in den Depressionsstrudeln der Hoffnungslosigkeit versinken.

Gesund werden heißt, das Ich irgendwann wieder annehmen zu wollen. Es ist ein Kraftakt, den der Kranke nur unter Anleitung bewältigen kann – so wie wir die Blindenschrift oder die Gebärdensprache nur von jemandem erlernen können, der sie gut beherrscht, der um die Bedeutung der so fremden Zeichen weiß und dem Interessierten den Weg bereitet, Schritt für Schritt das Vokabular der Zeichen richtig einzusetzen.

Beide dieser Kommunikationsformen stehen für Andersartigkeit. Dennoch können auch Sehende die Blindenschrift lernen und Nicht-Taubstumme die Gebärdensprache. Es ist schwer, vielleicht sogar unmöglich, das Ich-Erleben in der Depression realitätsnah zu beschreiben und sich glaubhaft in diesen Zustand zu versetzen. Wer die Gebärdensprache lernen will, hat ein ganz besonderes Interesse an genau dieser Form der Kommunikation. Das Interesse verleiht Flügel und lässt einen die Herausforderung des fast unmöglich Erscheinenden angehen. Das Stichwort heißt Lebenselan.

Für den Depressionskranken stellt sich die Situation ungleich schwerer dar, weil ihm genau dieser kraftspendende Lebenselan fehlt, das Ich-Werden wieder lernen zu wollen. Dieses Ich steht auf sehr wackeligen Beinen, jeder Schritt bedeutet die Gefahr des Scheiterns und Stürzens. Was vor der Krankheit selbstverständlich war, bedeutet für den depressiven Menschen den permanenten Schock in der so mühsamen Selbsterfahrung. Ständig wird der Kranke in seiner Lebensunsicherheit mit diesen vier Fragestellungen konfrontiert: Kann ich das, darf ich das, soll ich dies oder das – muss ich es überhaupt tun?

Wer nie eine Depression erlebt hat, dem müssen solche Fragestellungen wie Hohn klingen. Das ist doch lächerlich, das ist keine Krankheit, sondern ein völlig untaugliches Wellnesskonzept für eine allzu verwöhnte Seele! Nein, es ist das genaue Gegenteil. Es ist der einzige Weg, den der Kranke mit intensiver Unterstützung und Anleitung gehen kann, um irgendwann wieder am Leben teilhaben zu können. Zuerst gilt es, durch vielfältiges

Üben die Grundlage für ein neues Selbstverständnis und dann eines Selbstvertrauens aufzubauen. Dabei werden sich über lange Zeit die genannten vier Fragen täglich wieder enervierend aufdrängen und Antworten einfordern: das Ja oder das Nein und nicht ein Vielleicht. Diese Antworten werden bei gleicher Fragestellung anders ausfallen als vor der Krankheit. Es beginnt der Prozess des Sich-Einrichtens in der Andersartigkeit. Wer früher seine Freunde gern bei all ihren Aktivitäten begleitet hat, wird jetzt vielleicht so manches Mal absagen, weil ihm anderes wichtiger ist. Es sind die Absagen an das bisher so Vertraute, die das Gegenüber verstören. Hatte er vor der Krankheit eine Frage eindeutig mit Ja beantwortet, so verneint er sie heute. Die Krankheit hat ihn verändert, so lautet dann die Reaktion in Familie, Freundeskreis und Berufsumfeld. So fremd, wie er jetzt den anderen erscheint, ist er sich auch lange Zeit selbst. Aber mehr und mehr werden die Antworten eindeutiger. Was einst so fremd erschien, wird jetzt zur Selbstverständlichkeit.

Es ist ein langsamer Gewöhnungsprozess, der viel Mut erfordert – keinen objektiv messbaren Mut, sondern die mutige Geduld der kleinen Schritte auf dem Weg zu einer neuen Selbstdefinition. Lächerliche Trippelbewegungen in den Augen des »Blinden«, eine bewundernswerte Leistung in der Einschätzung all derer, die um diesen schmerzhaften und langwierigen Prozess wissen.

Es gibt Menschen, die nach politischer Verfolgung eine neue Identität annehmen müssen. Sie sind gezwungen, ihren alten Namen durch einen neuen zu ersetzen, wissend, dass auch dieser Schritt keine wirkliche Garantie bedeutet, auf immer der Bedrohung zu entkommen. Auch der Depressionskranke wird im Laufe seiner Genesung gleichsam gezwungen, eine neue Identität anzunehmen und diese auch zu leben. Dass dies häufig nur gegen den Widerstand der einst Nächsten möglich ist, macht den Prozess der Ich-Werdung nach der überwundenen Depression nicht gerade leicht. Menschen reagieren verstört, wenn sie plötzlich mit unerwarteten Verhaltens- und Gedankenmustern ihres Gegenübers konfrontiert werden, gleichsam mit dem unerwarteten Zufall. Ein Neurowissenschaftler hat dieses Reaktionsmuster einmal so beschrieben: Nichts ist dem Gehirn so verhasst wie der schiere Zufall. Anfangs mögen die neu erworbenen Lebensprinzipien des einst Depressionskranken noch wie der schiere Zufall anmuten, aber auf Dauer muss der andere erkennen, dass sich hier eine Metamorphose vollzogen hat und dass aus den früheren Gewissheiten jetzt plötzlich verstörende Zufallserlebnisse werden.

Auch das ist ein hinlänglich bekanntes Phänomen im Verlauf einer Depression: der Bruch mit den Gewissheiten der Vergangenheit. Eine kluge und tolerante Mitwelt wird einer solchen biografischen Entwicklung zuerst mit Erstaunen und dann mit Zustimmung und Bewunderung begegnen. Wer dagegen diese Toleranz nicht aufbringen will, muss damit rechnen, seine bisherige Stellung im Bedeutungsgeflecht zu verlieren. Der einst Depressive wird sich dem nicht widersetzen. Er weiß, wo er jetzt die Prioritäten in seinem Leben setzen muss, um nicht in alte, vielleicht wieder krank machende Lebensmuster zurückzufallen.

Es gibt kein Rezept mit Garantieanspruch gegen die Depression. Aber Ich-Akzeptanz und Selbstverantwortung sind die beiden unverzichtbaren Säulen, deren Stabilität Voraussetzung für jedes erfüllte Leben ist – auch ohne die Erfahrung der Depression. Seine Andersartigkeit anzunehmen ist Ausdruck gelebter Individualität. Darauf muss jeder, den die Depression trifft, lange, viel zu lange verzichten. Welches Glück die akzeptierte Andersartigkeit bedeutet, kann nur erleben, wer sich ihr stellt. Diese Kraftanstrengung durchzuhalten, muss das oberste Ziel jeder Therapie sein. Es gibt keinen Rechtsanspruch auf das Glück, aber es darf auch niemandem verwehrt werden.

Ich hatte mich schon in der Schulzeit immer für Kunst interessiert und habe auch selbst viel und gern gemalt. Im dritten Jahr meiner Depression – ich konnte zeitweise noch studieren und nebenbei als Werkstudent arbeiten – habe ich eine Grafik mit dem Titel »Eigenes und Fremdes« erworben. Der Künstler kam einmal die Woche in das Architekturbüro, in dem ich damals gearbeitet habe, und war erfreut, dass sich jemand mit Anfang 20 für seine Arbeit interessierte. Denn seine informelle Kunst, die noch einige Jahre vorher große Begeisterung ausgelöst hatte, war jetzt nicht mehr gefragt. Im Rückblick gleicht der Titel des Bildes »Eigenes und Fremdes« einem Menetekel: Diese Frage wird dich in den nächsten Jahren bis zur Verzweiflung beschäftigen. Genau so sollte es kommen. Es gibt diese geheimnisvollen Fingerzeige im Leben, aber wir erkennen sie glücklicherweise immer erst im Nachhinein.

Heute erlebe ich das einst Fremde und Rätselhafte als selbstverständlich biografisch Eigenes. Das Eigene aber, von dem ich so lange ebenso selbstverständlich als mir zugehörig überzeugt war, erlebe ich als fremd und überwunden. Diese Entwicklung bedeutet für mich heute das große Glück. Ich habe es mir in der Depression nie vorstellen können.

Sexualität in der Depression – ein Hinweis aus männlicher Sicht

Angeblich denken Männer alle zehn Minuten an Sex. Das würde bedeuten, dass Männer perfekt mit dem Phänomen Multitasking umgehen können – oder die statistische Angabe ist falsch. Ich glaube eher, dass Letzteres zutrifft. In der Depression sind Männer und Frauen gleichermaßen kaum in der Lage, gleichzeitig unterschiedliche Dinge zu tun. Damit fühlen sie sich temporär überfordert. Neueste wissenschaftliche Studien belegen darüber hinaus, dass die kognitiven Fähigkeiten in der Depression insgesamt deutlich vermindert sind, ebenso die Libido. In der Fachsprache heißt es dann im Rahmen der Diagnose, dass der Patient unter Libidoverlust leidet, antriebsarm und in der Leistungsfähigkeit stark eingeschränkt ist. All das ist richtig und Libidoverlust ist tatsächlich ein häufig auftretendes Phänomen in der Depression. Natürlich kann verminderte Libido aber auch ganz andere medizinische Gründe haben, die durch einen Arzt beurteilt werden sollten.

Wie muss der Libidoverlust in der Depression interpretiert werden? Vermutlich gibt es Aspekte, die Männer wie Frauen in gleicher Weise betreffen. Daneben gibt es aber grundlegende Unterschiede zwischen dem Erleben der beiden Geschlechter. Zwangsläufig kann ich mich nur aus männlicher Sicht äußern – Leserinnen mögen mir dies nachsehen.

Nach meiner Erfahrung gibt es drei Gründe, warum das sexuelle Interesse in der Depression so stark abnimmt: Der eingeschränkte Lebenselan führt zu einer alle Körperfunktionen erfassenden Lebensmüdigkeit. Diese Müdigkeit zieht eine sensorische Abstumpfung nach sich – das Volumen unseres sinnlichen Erlebens ist in der Depression stark vermindert. Der dritte Aspekt

umfasst die Versagensangst. Damit ist nicht die Furcht vor körperlicher Impotenz gemeint, sondern das Wissen um die eigene
emotionale Unfähigkeit, Lust in der Liebe schenken zu können.
Denn trotz sexuellen Desinteresses ist das eigene Lusterleben
auch in der Depression nicht unbedingt eingeschränkt. Sexuelle
Lust selbst erleben, aber nicht wirklich teilen zu können, hinterlässt stets ein schales Gefühl – das Gefühl, nicht man selbst zu
sein, verbunden mit einem Unterlegenheitsgefühl: Nicht einmal
zum Liebesakt bin ich mehr fähig.

Wenn wir die Sexualität oder auch nur die Erotik als den
vielleicht stärksten männlichen Stimulus benennen (wovon ich
überzeugt bin) und dieser sich plötzlich nicht mehr alle zehn
Minuten, jede Stunde oder auch nur einmal am Tag einstellt,
dann bedeutet dieser Aktionsverlust einen gravierenden Einschnitt im seelischen Erleben. Eine plötzlich eingeschränkte
Farbwahrnehmung, ein Abstumpfen gegen Gerüche und nachlassender Appetit sind Phänomene, die jeder von uns irgendwann einmal erlebt. Auch sind wir nicht zu jeder Zeit gleich
schnell und gleich stark sexuell stimulierbar. Dafür gibt es stets
situative Gründe. Wir merken dann, dass wir gerade »keine
Lust haben«, also auf allen Sinnesebenen nicht freudvoll agieren, sondern passiv bleiben wollen. Auch diese Phasen erlebt
jeder von uns. Sie verstören, sind aber kein Zeichen von Krankheit.

Eine generelle Lebensmüdigkeit, fehlender Lebenselan, das
Gefühl von Gleichgültigkeit aber sind Signale, denen wir uns
nicht verschließen sollten. Hält diese erlebte Müdigkeit über
Tage und Wochen an und ist sie nicht Folge von Überlastung, zu
wenig Schlaf, zu vieler parallel zu erledigender Aufgaben, sondern ein unbekanntes, beunruhigendes Gefühlserleben, für das
wir auch bei sorgfältigster und selbstkritischer Betrachtung keine unmittelbare Erklärung finden, dann müssen wir uns wohl
oder übel mit dem Gedanken vertraut machen, dass wir einer
Depression ausgesetzt sind.

An anderer Stelle habe ich gesagt, dass die Traurigkeit in der Depression unbestechlich ist. Ich behaupte, dass jeder Mann zu jeder Zeit verführbar ist. Wie weit er dann geht, hängt von seiner moralischen Standfestigkeit ab. In der Depression ist der Mann noch nicht einmal auf diesem lustvoll schönen Feld der Erotik und der Sexualität bestechlich, also verführbar. Kurz: Ein scheinbar grundloses Desinteresse an der Sexualität ist ein deutliches Indiz, dass wir es mit einer schleichenden Depression zu tun haben. Aber nur dann, wenn es wirklich kein anderes Erklärungsmodell gibt.

Jeder Mann erlebt irgendwann sexuelle Versagensängste. Das beginnt bei der körperlichen Selbsteinschätzung und endet in der Skala bei Erektionssorgen und vermeintlich nicht zu erfüllender sexueller Ausdauer. All das sind Selbsteinschätzungsphänomene, die mit einer Depression nichts zu tun haben. Manchmal ist kein Sex der beste Sex. Sex in der wilden Natur, wenn sich beide eine Woche nicht wirklich waschen konnten, kann das animalisch Aufregendste sein, was es überhaupt gibt, und ein liebevoll bedachtes Nichtkönnen kann der schönste Stimulus für das nächste Mal sein. Depression? Fehlanzeige.

Männer sind nicht wirklich beherzt, wenn es um die Frage von Vorsorgeuntersuchungen geht. Selbst der Routinebesuch beim Zahnarzt wird nur zu gern das eine oder andere Mal aufgeschoben. Frauen gehen mit ihrem Körper sorgsamer um als Männer. Das gilt wohl auch für ihr seelisches Erleben, gerade wenn es um die eigene Stimmung geht. Frauen schrecken beim ersten seelischen Brandgeruch auf, Männer müssen erst die lodernden Flammen sehen und den beißenden Rauch spüren, ehe sie sich eingestehen, dass es sich tatsächlich um einen Brand handelt und mit ihrem Gefühlsleben etwas nicht stimmt.

Wenn also Lebensmüdigkeit, sexuelles Desinteresse und Versagensängste gleichzeitig und über eine längere Zeit andauern, dann steht die Seele tatsächlich in Flammen. Löschversuche von eigener Hand sind dann in der Regel nicht mehr möglich, wir bekommen das Feuer selbst nicht mehr unter Kontrolle.

Beim ersten Mal erfordern auch die Darmspiegelung, die Prostatauntersuchung und der Aufenthalt im Computertomografen bei einem Tumorverdacht einen gewissen Mut zur Angstüberwindung. Ist das Ergebnis ohne krankhaften Befund, sind wir erleichtert. Findet sich das frühe Stadium einer Erkrankung, sind die Aussichten auf einen Behandlungserfolg sehr viel größer als bei der Haltung »Augen zu und durch – es wird schon nichts sein«. Mit diagnostischer Eindeutigkeit lässt sich auf Dauer immer besser umgehen als mit dem Verdrängen und dem Hoffen auf ein Wunder.

Genauso verhält es sich im Umgang mit der Depression. Ein guter, erfahrener Psychiater ist gleichsam der diagnostische Tomograf. Er kann schon nach kurzer Zeit bei einem ersten Gespräch eine Einschätzung vornehmen, ob sein Gegenüber an einer Depression leidet oder nicht. Manche brauchen dafür allerdings auch 20 Sitzungen.

Informationen zum Thema Depression sind heute jedem zugänglich. Ebenso wie bei einer Darmspiegelung. Je offensiver und entschlossener sich jemand der Frage »Depression – ja oder nein?« stellt, umso größer ist das Spektrum der Behandlungsmöglichkeiten, umso schneller kann die Depression überwunden werden und umso geringer ist die Wahrscheinlichkeit eines Rückfalls. Ein plötzliches, kausal nicht festzumachendes und unerklärbar verändertes Libidoverhalten kann tatsächlich der lebensrettende Tumormarker der Seele sein.

Frauen schreiben mutig über das Thema Feuchtgebiete und erzielen damit Bestsellererfolge. Im Umgang mit der Depression sollte also Scham wirklich kein Thema mehr für uns Männer sein. Es ist zwar nicht so pikant – aber mindestens ebenso wichtig.

Was in der Depression
nicht geschehen darf

Nach meiner Erfahrung gibt es zwei Berufe, die der besonderen Gnade bedürfen: der des Künstlers und der des Therapeuten. Jeder andere Beruf – besser: jede berufliche Tätigkeit – lässt sich mehr oder weniger erlernen. Auch wer, wie man sagt, zwei linke Hände und nur Daumen hat, kann Tischler werden. Und der Schwerstlegastheniker vermag, wenn er den unbedingten Willen hat und die richtige Begeisterung mitbringt, Professor für Linguistik werden. Ich kenne einen Stotterer, der so für seinen Beruf als Lehrer gekämpft hat, dass er heute trotz seines Sprachfehlers unterrichtet. Er ist der beliebteste Lehrer der Schule. Nur wer selbst brennt, kann auch andere entflammen. Das beweist dieser Mann für mich beispielhaft.

Um viele Künstler rankt sich eine Aura aus Geschichten ihrer spezifischen Sensibilität! Der 1886 geborene und im Alter von 93 Jahren verstorbene Maler Oskar Kokoschka sollte im Wien der Vorkriegsjahre auf Wunsch der Familie einen hoch angesehenen Mann der Stadt – einen Juristen – porträtieren. Er nahm den Auftrag nur zu dankbar an, brauchte er doch dringend Geld. Kokoschka hat sein Gegenüber in der für ihn typischen, aggressiv verzerrten, expressionistischen Malweise festgehalten. Dabei hat er den einen Arm auffallend starr und wie leblos gemalt, als hätte der Porträtierte gerade einen Schlaganfall erlitten. Die Familie war, als sie das fertige Bild sah, entsetzt. Das soll der Vater sein, der vitale, honorige Jurist der Stadt Wien? Der Dargestellte selbst hatte sein Konterfei noch gar nicht gesehen, die Familie fand es zu schlecht gemalt und damit war die Sache auch für den Porträtierten offenbar erledigt. Er hat sich nicht weiter für das Bild interessiert. Der Künstler wurde zwar widerwillig bezahlt, so heißt es, die Leinwand wurde aber noch nicht einmal von den Auftraggebern abgenommen. Zwei Jahre später bekam dieser Mann tatsächlich einen schweren Schlaganfall und sein Arm war gelähmt – so wie ihn Kokoschka dargestellt hatte. Vision, begnadetes Einfühlungsvermögen, Zufall?

Man muss als Künstler keine Sehergabe haben, auch als Therapeut nicht, um wirklich gut zu sein. Aber es ist für einen Therapeuten hilfreich, sehr hilfreich, wenn er über die Fähigkeit der unbedingten, der Sehen wollenden Empathie für das seelische Erleben eines Patienten verfügt. Genau das macht den herausragenden Therapeuten aus. Über die tief verinnerlichte Empathie erschließen sich am ehesten die so schmalen Pfade der wirklichen dialogischen Introspektion – ein spontanes Verständnis auf Gegenseitigkeit, so fragil es auch zu Beginn sein mag. Die hier beschriebene Empathieerwartung mag hoch gegriffen klingen, sie ist aber genau das, was sich der Patient erhofft: ein konzentriertes Erfassen des leidenden Gegenübers – emotional, sozial und intellektuell. Wenn einer dieser drei diagnostischen Bausteine nicht beachtet wird, fühlt sich der Patient weder sicher noch aufgehoben und verstanden.

So, wie der Unfallchirurg schnell und beherzt handeln muss, um den Zustand des Verletzten zu stabilisieren, so treffsicher sollte auch der Therapeut in der ersten Begegnung dem erwartungsvollen Patienten das Gefühl geben, dass die starke Blutung seiner Seele gestoppt und der Schmerz nicht nur schon bald abklingen, sondern die Wunde auch gut verheilen wird. Der Kranke wünscht sich in seiner Lebensverunsicherung nichts mehr als ein wenig Hoffnung, Bestätigung und vor allem Zuversicht: Hier bin ich gut aufgehoben, hier werde ich in meinem auch für mich so unspezifischen Leiden, in meiner sozialen Wahrnehmung und in meiner originären Intellektualität verstanden. Wenn die Situation dann irgendwann ein Umdenken im Therapiekonzept und in der Zeiterwartung erfordert – und sich diese gleichsam selbsterklärend darstellen –, dann bedeutet die neue Wahrheit keinen Schrecken, sondern einen zu akzeptierenden Zustand, dem jetzt und in Zukunft die ganze therapeutische Aufmerksamkeit zu gelten hat.

Ich selbst habe Therapeuten erlebt, die es genau an diesem situativ so sehnsüchtig erwarteten Einfühlungsvermögen haben fehlen lassen – und nicht nur ich, nein, es ist ein durchgängiges Erfahrungsbild: das des Hingehalten-Werdens, weil der Arzt, Psychiater oder Therapeut nicht den Mut aufgebracht hat, in der so entscheidenden ersten Begegnung das Prinzip Hoffnung zu vermitteln, sehendes Verständnis aufzubringen und den Patienten schon jetzt in seiner Selbstverantwortung einzubinden. Ein solches Behandlungsverständnis – auch das der geteilten Verantwortung – erfordert viel Mut und viel Erfahrung im Umgang mit depressiven Menschen. Für eine zielorientierte und effektive Behandlung ist es unverzichtbar. Nichts verunsichert einen Menschen mehr, der sich in der Depression zum ersten Mal als fremd und fragil erlebt, als in dieser bedrückenden und hilflosen Lebensphase das Gefühl vermittelt zu bekommen, dass der Therapeut in der auch für ihn neuen Situation hilfloser ist als der Patient selbst.

Wir wissen heute um die dramatischen Folgen des Nocebo-Effektes, also der Macht und des Einflusses einer negativen Erwartungshaltung. Wenn der Therapeut auf die Schilderungen des depressiven Patienten mit einer allzu sorgenvollen Miene, mit einer abweisenden, desinteressierten Körperhaltung und natürlich besonders mit den falschen Worten auf das Anliegen seines Gegenübers reagiert, kann sehr folgenschwer genau dieser Nocebo-Effekt eintreten: Mein Gegenüber signalisiert mir, dass es für mich ganz offensichtlich kaum noch Hoffnung gibt.

Dieser Effekt wird in den ersten Therapiesitzungen häufig unterschätzt, aber die Folgen sind oft dramatisch. Es gilt schließlich nicht, den Kranken in seinem Kranksein noch zusätzlich zu belasten, sondern es geht um das genaue Gegenteil: ihm Sicherheit, Geborgenheit, Hilfe und Zuversicht zu vermitteln. Wenn der Patient mit dem guten Gefühl, verstanden zu werden, das Behandlungszimmer verlässt, ist viel gewonnen: Das ist die unverzichtbare Basis für eine erfolgreiche Behandlung.

Wer über lange Zeit unter Depressionen leidet, verfügt häufig über ein sehr feines Sensorium (meist auch schon vor der Krankheit), einen seelischen Seismografen, der schon kleinste Wahrnehmungsausschläge registriert – oft nicht einmal bewusst, sondern nur atmosphärisch. Jede Geste, jedes Wort, die Umgebung und Einrichtung des Behandlungszimmers, Gerüche, Farben und das Gesamtambiente werden gleichsam abgescannt, ob es hier irgendwo einen ersten seelischen Halt gibt. Es gibt kein Rezept, wie ein solches Ambiente auszusehen hat, weil wir Menschen viel zu unterschiedlich sind, um auch nur annähernd ähnlich auf das angebotene Reizschema zu reagieren. Ich kann aus eigener Erfahrung sagen, dass man als Patient keine besonderen Vorlieben oder gar Erwartungen an das angebotene Ambiente hat. Die spezifische Ausprägung ist gar nicht wichtig. Wichtig ist, dass die Atmosphäre stimmig ist, als authentisch wahrgenommen wird und vor allem nicht als einschüchternd.

So, wie es in einem sehr guten Fischgeschäft nie nach Fisch riecht, so darf es auch in einem Behandlungszimmer im übertragenen Sinne nicht riechen. Nicht ein spezifisches Ambiente verstört und verunsichert den Patienten, sondern die intendierte Aura des Behandlungssettings. Auf der einen Seite ist der Kranke in dem Augenblick vollkommen anspruchslos, wenn er das Gefühl des Angenommenseins verspürt – dann kann es auch nach Fisch riechen. Stimmen aber auf der anderen Seite die atmosphärischen Bausteine nicht, weil der Therapeut dem Patienten in seiner Selbstdarstellung Angst oder auch nur Unsicherheit einflößt, dann wird das Ambiente zu einem negativen Stimmungsverstärker, der auch die Gefahr des Nocebo-Effektes beinhaltet.

Mir war als Patient stets der gegenteilige, der wohlmeinende Placebo-Effekt, den der Therapeut eingesetzt hat, sehr viel lieber als das so gängige Pathosgehabe der Distanz selbstverliebter Therapeuten, das so hemmend für den Heilungsprozess ist. Oft ist es sogar gefährlich.

Die statistischen Befunde über Erfolg und Misserfolg in der Depressionsbehandlung sind nicht sehr ermutigend. Nur zehn Prozent der Depressionskranken werden kompetent und zeitökonomisch sinnvoll behandelt – vor allem in Bezug auf die Abkürzung der Leidenszeit. Die Hälfte der Patienten aber erfährt in der Behandlung weder Linderung noch Aussicht auf Genesung. Diese Betroffenen werden sogar falsch behandelt, ihnen schadet die Therapie mehr, als dass sie ihnen nützt. Das ist der beklagenswerte Ist-Zustand in der Behandlungssituation von Depressionskranken. Ich unterstelle niemandem in der Therapeutenschaft niedere Beweggründe. Aber es bedrückt mich, dass in der Behandlung von Menschen, die unter Depressionen leiden, noch immer so viel geschieht, was nicht geschehen darf.

Ich will mit diesem Buch nicht den Finger in die blutende Wunde der Seele und ihre schlechte Versorgungssituation legen. Ich wünsche mir vielmehr – wie so viele unter Depressionen Leidende –, dass die Krankheit als solche nicht nur ernsthaft wahrgenommen, sondern endlich auch in ihrem Schweregrad akzeptiert und verinnerlicht wird.

Wer krank ist, befindet sich nicht in der Rolle eines Konsumenten, der ganz selbstverständlich und ohne eigenes Zutun Behandlung gegen Geld erwartet. Krankheit entzieht sich diesem ökonomischen Prinzip – in dem leider auch viel Missbrauch geschieht. Die erfolgreiche Überwindung einer Krankheit bedeutet immer auch engagierte Selbstbeteiligung. So unüberwindbar diese auch für den Depressionskranken erscheinen mag, so wichtig und zielführend ist sie.

Das Leben in seinen dunklen Facetten zu akzeptieren, ist schwer. Sich ihnen zu verweigern aber wiegt schwerer. Meine Erfahrung in und nach der selbst erlebten Depression über viele Jahre ist – und ich habe es viel zu lange nicht wahrhaben wollen –, dass wir das Leben akzeptieren müssen, dass wir auch in der Depression Selbstverantwortung übernehmen können. Aber dazu bedarf es der immer wieder virtuell und empathisch gereichten Hand des sorgenden Therapeuten, Psychiaters oder Arztes. Niemals darf der Kranke das Gefühl haben, sich selbst überlassen zu bleiben. Seine Seele würde verbluten. Aber wenn der Verband einmal angelegt ist, dann liegt es am Kranken, auch wieder die ersten Schritte zu wagen – zurück ins Leben. Was kann faszinierender sein?

Alles andere darf in der Behandlung niemals passieren.

Das Stundenbuch – ein Seelenseismograf

Stundenbuch meiner Krankheit, Stundenbuch meiner Genesung? Wer allein ist, allein mit seiner Krankheit, vielleicht sogar einsam, sucht das Gegenüber, sucht den Austausch und die Anteilnahme anderer – so wie der Gläubige seit dem Mittelalter das Gespräch mit Gott im Gebet und den Texten des Stundenbuches suchte. Aber ist es nicht unendlich schwer, sich gerade in der Depression verständlich zu machen? Ist es nicht eher so, dass wir vielmehr in erster Linie unser eigener Gesprächspartner sind, immer wieder, zu jeder Tages- und Nachtzeit? Manchmal sind diese Eigenreflexionen hilfreich, oft aber drehen wir uns im Wortsinne mit unseren Gedanken im Kreis, so lange, bis uns schwindelig wird.

Um diesen zermürbenden Wiederholungen zu entgehen, kann es hilfreich sein, seine Gedanken einem Tagebuch anzuvertrauen, das gleichsam hilfreicher Buchhalter der eigenen Befindlichkeit sein kann. Nicht zur Selbstbespiegelung, sondern als Kontrolle des eigenen Tuns. Vor allem aber, um die kleinen Fortschritte nicht aus den Augen zu verlieren, die wir in der Krankheit auf dem Weg zur Genesung machen. Wenn wir diese Fortschritte, in denen wir uns für Augenblicke wieder einmal etwas wohler fühlen, für uns selbst dokumentiert haben, können sie dazu führen, dass wir wieder zurückfinden zu unserem Selbstvertrauen. Diese Fortschritte können uns belegen, dass wir nicht jeden Tag erneut bei null anfangen müssen, sondern uns bereits langsam fortbewegen in Richtung Genesung – zurück zu einem starken, selbst angenommenen Ich.

Dieses »Stundenbuch« ist kein Pflichtenheft, weil wir niemandem außer uns selbst Rechenschaft schuldig sind. Es kann uns aber helfen, den besonders dunklen Momenten des Tages etwas abzugewinnen, weil sich gerade in der eigenen Seelendunkelheit so vieles, was uns wichtig ist, erschließt. Ist es einmal aufgeschrieben, ist es nicht mehr flüchtig – und vor allem in der Depression ist doch das Vergessen von Wichtigem und Unwichtigem eine besondere Qual. Mit dem Stundenbuch können wir uns unsere Tiefen und die kleinen Höhen vergegenwärtigen, weil wir sie aufgeschrieben haben.

Der Leitfaden, der einige wesentliche Stationen unseres Alltags bewusst machen will, kann beliebig ergänzt werden, sollte aber immer ohne Mühe zu bewältigen sein. Wer dieses Stundenbuch über einen Monat führt, wird viel über sich selbst erfahren, Überraschendes, Nachdenkliches, Trauriges, vor allem aber Nützliches. Die Summe der eigenen Eindrücke kann ein hilfreiches Tagebuch sein, in das wir eines Tages immer wieder gern hineinschauen, weil wir dort uns selbst begegnen – irgendwann auch wieder mit Freude.

Wer mag, kann einzelne Stationen des Stundenbuches mit seinem Arzt oder Therapeuten besprechen. Es kann über uns berichten, worüber wir selbst vielleicht nicht sofort sprechen wollen. Damit erfüllt es möglicherweise vielfältige Funktionen, über die wir in den ersten Tagen unseres Protokolls noch gar nicht nachdenken wollten. Hilfreich und notwendig ist beim Ausfüllen der einzelnen Stationen des Stundenbuches die Ehrlichkeit uns selbst gegenüber. Aber das ist nur eine Empfehlung, die irgendwann jeder ohnehin für sich entdecken wird. Jeder Therapeut wird eine derart bewusste Selbstbeobachtung schätzen, weil es die Zeit des Kennenlernens abkürzt und als geschriebenes Wort einen sehr aufschlussreichen Einblick in die eigene Befindlichkeit gibt.

Das Stundenbuch erwartet nichts, es setzt nichts voraus. Der unter Depressionen leidende Jugendliche in der Ausbildung kann es ebenso barrierefrei nutzen wie der alternde Professor, Frauen ebenso wie Männer, Betroffene ebenso wie liebevoll besorgte Angehörige. Das Stundenbuch soll unsere Selbstgespräche und Beobachtungen vertiefen, aber es kann auch dazu dienen, wieder den Kontakt zur Welt zu suchen. Vor allem aber soll es dazu beitragen, das Leid des Kranken zu lindern, indem es ihn weitersprechen und nicht stumm bleiben lässt.

30 Tage lang immer wieder dieselben Fragen beantworten, vielleicht auch länger? Ist das nicht gerade eine besonders entnervende Form der Buchhalterei? Natürlich, aber wir decken auch ein ganzes Leben lang jeden Tag den Frühstückstisch, duschen oder baden täglich, waschen in gewohntem Rhythmus unser Geschirr und die Wäsche. All das sind notwendige Alltagsrituale. Das Stundenbuch will nichts anderes sein als ein strukturiertes Ritual. Schon nach wenigen Tagen werden ganz unterschiedliche Schattierungen des Ich sichtbar, vor allem aber stellt sich das gute Gefühl ein, dass ich meiner Krankheit nicht nur ausgeliefert bin, sondern ihr auch auf meine Weise selbstbewusst begegnen kann.

Ich führe mein ganz persönliches Stundenbuch bis heute seit vielen Jahren. Natürlich nicht mehr täglich, aber doch in regelmäßigen Abständen. Immer wieder blättere ich einmal in den lange zurückliegenden Aufzeichnungen und bin überrascht, wie viele der gerade so positiven Erfahrungen und Erlebnisse ich inzwischen schon wieder vergessen hatte. Die negativen Erinnerungen haben sich ganz offensichtlich stärker in meinem Gedächtnis festgeschrieben. Das sind für mich die Narben meiner Depression, die mir zeigen, dass ich die Welt noch immer eher als zu dunkel denn als zu hell wahrnehme. Ich weiß heute um diese »Fehlsichtigkeit« und kann gut damit umgehen – es schreckt mich nicht mehr. Zu der Erkenntnis dieser »Fehlsichtigkeit«, oder vielleicht besser: einer mir eigenen, stets zu negativen Betrachtung der Welt, hat mich über Jahre mein ganz persönliches Stundenbuch gebracht. Umso mehr verstehe ich heute auch die ursprüngliche Idee eines religiösen Stundenbuches: als Gebets- und Andachtsbuch, das den Gläubigen eine formale und inhaltliche Struktur für den Tag gab – und immer wieder den notwendigen Anstoß zur Selbstdisziplin.

Meine Form eines Stundenbuches ist sehr viel weniger anspruchsvoll, es entbehrt vor allem jeder Dogmatik. Es will nicht mehr sein als ein Lesezeichen für den Tag: Ich kann meine Lektüre und Aufzeichnungen hier fortsetzen, muss es aber nicht. In diesem Sinne kann es als Spiegel der Selbstverantwortung gute Dienste leisten und wird vielleicht irgendwann sogar zur eigenen Autobiografie.

Mein Stundenbuch

Der Vormittag

Wann wollte ich aufstehen?

Wann bin ich aufgestanden?

Wie bin ich aufgewacht – in welcher Stimmung?

Was hatte ich mir gestern für den heutigen Tag vorgenommen?

Was war gestern Abend, was jetzt nicht ist?

Kann ich meinen Vorsatz von gestern für heute umsetzen?

Woran denke ich nach dem Aufstehen?

Sind es Fragen des Alltags oder eher zermürbende Gedanken?

Waren es dieselben Gedanken wie gestern?

Was bedrückt mich am meisten?

Was würde ich jetzt tun, wenn ich keine Depression hätte?

Mit wem würde ich gern sprechen?

Habe ich eigentlich einen Wunsch, wie unerfüllbar er im Augenblick auch sein mag?

Wenn ich mich in meinem Zuhause umschaue: Was ist mir wichtig, woran erfreue ich mich?

Wenn ich hinausschaue, wenn ich an der frischen Luft bin: Was tut mir gut?

Kopiervorlage

Der Mittag

Es ist jetzt Mittag. Was würde ich gern essen?

Der vor mir liegende Nachmittag – ist es gut, beschäftigt zu sein?

Wäre es gut, endlich ganz allein zu sein?

Was fange ich mit dem Abend an?

Der Tag ist so unendlich lang. Wie müsste er sein, damit ich wieder Freude an ihm habe?

Wie stelle ich mir eigentlich die Zukunft vor?

Gibt es wirklich ein Leben nach der Depression?

Der halbe Tag ist vorbei – wie schaffe ich die zweite Hälfte?

Was sollte in meinem Kopf anderes vorgehen?

Was wünsche ich mir von meinen Freunden?

Was erhoffe ich mir von meiner Therapie?

Wen möchte ich nie wieder sehen?

Was sollen die, die meine Nächsten sind, in Zukunft anders machen?

Was soll am Mittagessen morgen anders sein?

Was soll am Vormittag morgen anders sein?

Der Nachmittag

Habe ich den Vormittag ganz gut bewältigt?

Was hatte ich mir für den Nachmittag vorgenommen?

Was gestern mein Programm für heute Nachmittag war, kann es auch bleiben, oder?

Der weise heilige Benedikt hat schon vor Jahrhunderten gesagt: »Müßiggang ist der Feind der Seele.« Gilt das auch für mich?

Wie würde ich gern meine Untätigkeit beenden?

Welche Tätigkeit würde mir die Bewältigung des Vormittags oder Nachmittags erleichtern, wenn ich nur die Kraft hätte:
• Musik machen
• Musik hören
• irgendwie kreativ sein: malen, basteln, formen
• Sport treiben – allein oder zusammen mit anderen
• Sport treiben unter Anleitung
• allein sein in der Natur
• die Zeit mit anderen teilen
• meine Therapie intensivieren

Welche Aktivitäten sollte ich eigentlich intensivieren, traue mich aber im Augenblick nicht?

Wenn es mir besser geht: Was will ich als Erstes tun?

Was danach?

Und was wäre dann gut?

Über was würde ich mich jetzt freuen?

Über was würde ich mich morgen freuen?

Ich weiß, dass ich selbst einen wichtigen Anteil an meiner Genesung habe. Was kann ich, was sollte ich zusätzlich in Selbstverantwortung tun?

Der Abend

Der Tag ist bald zu Ende. Kann ich zufrieden sein?

Was wünsche ich mir für morgen?

Was ich mir jetzt vornehme, möchte ich morgen auch verwirklichen. Was ist es?

So schwer es auch fällt, nur über die vielen kleinen Schritte finde ich zurück ins Leben. Sollte ich es nicht jeden Tag zumindest versuchen?

Im Augenblick ist es wichtig, diese kleinen Schritte zu tun. Wer die Depression überwunden hat, weiß, dass die Schrittlänge mit der Zeit immer größer wird – und wirklich zurück ins Leben führt. Sollte ich diese Erfahrung nicht auch beherzigen?

Wann will ich morgen aufstehen?
- 6.00 – 7.00 Uhr
- 8.00 – 9.00 Uhr
- 10.00 – 11.00 Uhr

Und wenn ich morgen auch nicht alle Vorhaben schaffen werde – anfangen sollte ich.

Ich werde wieder gesund – ich will die Depression überwinden. Ich werde zurückkehren ins Leben.

Ich darf nicht aufgeben – so bedrückend manche Stunde, mancher Tag auch ist. Mir diese Erfahrung immer wieder klarzumachen – nicht aufgeben! –, kann und wird mir helfen.

Literatur

Literatur, die ich für das Verständnis
der Depression hilfreich finde:

American Medical Association: *Essential Guide to Depression*,
New York 1998
Hellinger, Bert; ten Hövel, Gabriele: *Anerkennen, was ist*,
München 1996
Solomon, Andrew: *The Noonday Demon – An Atlas of Depression*,
New York 2002
Strosahl, Kirk D.; Robinson, Patricia J.: *The Mindfulness & Acceptance
Workbook for Depression*, Oakland 2008
Zorn, Fritz: *Mars*, München 1977

Literatur, die ich über viele Jahre zum Kosmos
Depression angesammelt habe. Sie ist nach 20 Jahren
Krankheitserfahrung sehr, sehr vielschichtig und ebenso
persönlich. Es sind Anregungen zum Lesen, nicht mehr:

Améry, Jean: *Hand an sich legen – Diskurs über den Freitod*, Stuttgart 1976
Baur, Eva Gesine: *Freuds Wien*, München 2008
Bondy, Brigitta: *Wenn die Depression das Herz bricht*, München 2008
Botton, Alain de: *Trost der Philosophie*, Frankfurt 2002
Burton, Robert: *Anatomie der Melancholie*, Zürich/München 1988
Clair, Jean (Hrsg.): *Melancholie – Genie und Wahnsinn in der Kunst*,
Ostfildern-Ruit 2005
Cloninger, C. Robert: *Feeling Good –, The Science of Well-Being*,
New York 2004
Doderer, Heimito von: *Die Dämonen*, München 1995
Eagleton, Terry: *Der Sinn des Lebens*, Berlin 2008

Ehrenberg, Alain: *Das erschöpfte Selbst,* Frankfurt 2004
Eissler, Kurt R.: *Leonardo Da Vinci,* Basel/Frankfurt 1992
Földényi, László F.: *Melancholie,* München 1988
Gadamer, Hans-Georg: *Erziehung ist sich erziehen,* Heidelberg 2000
Ganten, Detlev; Gerhardt, Volker; Heilinger, Jan-Christoph; Nida-Rümelin, Julian (Hrsg.): *Was ist der Mensch?,* Berlin 2008
Gebhardt, Miriam: *Sünde, Seele, Sex,* München 2002
Gerhardt, Volker: *Immanuel Kant,* Stuttgart 2002
Gerhardt, Volker: *Individualität,* München 2000
Gerhardt, Volker: *Der Mensch wird geboren,* München 2001
Gerhardt, Volker: *Selbstbestimmung,* Stuttgart 1999
Goleman, Daniel: *Emotionale Intelligenz,* München 1997
Groddeck, Norbert; Rogers, Carl: *Wegbereiter der modernen Psychotherapie,* Darmstadt 2002
Haslett, Adam: *You are Not a Stranger Here,* New York 2002
Hegerl, Ulrich; Niescken, Svenja: *Depressionen bewältigen – Die Lebensfreude wiederfinden,* Stuttgart 2004
Höffe, Otfried: *Kleine Geschichte der Philosophie,* München 2001
Hohl, Hanna: *Saturn, Melancholie, Genie,* Stuttgart 1992
Jamison, Kay Redfield: *An Unquiet Mind,* New York 1995
Josuran, Ruedi; Hoehne, Verena; Hel, Daniel: *Mittendrin und nicht dabei,* München 2001
Jüttemann, Gerd; Sonntag, Michael; Wulf, Christoph (Hrsg.): *Die Seele,* Göttingen 2005
Kandel, Eric: *Auf der Suche nach dem Gedächtnis,* München 2006
Klibansky, Raymond; Panofsky, Erwin; Saxl, Fritz: *Saturn und Melancholie,* Frankfurt 1990
Kolnai, Aurel: *Ekel, Hochmut, Hass,* Frankfurt 2007
Kuttner, Sarah: *Mängelexemplar,* Frankfurt 2009
Marinoff, Lou: *Bei Sokrates auf der Couch,* München 2002
Matt, Peter von: *Familiendesaster in der Literatur,* München 1995
Meyer Spacks, Patricia: *Boredom,* Chicago 1995
Pinguet, Maurice: *Der Freitod in Japan,* Berlin 1991
Reese, Beate: *Melancholie in der Malerei der Neuen Sachlichkeit,* Frankfurt 1998
Reiners, Ludwig: *Sorgenfibel,* München 1949
Safranski, Rüdiger: *Ein Meister aus Deutschland – Heidegger und seine Zeit,* Frankfurt 2006
Sandblom, Philip: *Kreativität und Krankheit,* Berlin/Heidelberg 1990

Schmid, Wilhelm: *Mit sich selbst befreundet sein*, Frankfurt 2004

Schneider, Peter K.: *Wahnsinn und Kultur – oder: Die heilige Krankheit*, Würzburg 2001

Sloterdijk, Peter: *Du musst dein Leben ändern*, Frankfurt 2009

Sloterdijk, Peter: *Der Zauberbaum*, Frankfurt 1985

Sloterdijk, Peter: *Zorn und Zeit*, Frankfurt 2006

Styron, William: *Darkness Visible*, New York 1990

Terkel, Studs: *Gespräche um Leben und Tod*, München 2002

Updike, John: *Selbst-Bewusstsein*, Hamburg 1990

Weizsäcker, Viktor von: *Warum wird man krank?*, Frankfurt 2008

Wiedemann, Wolfgang: *Heilsame Erschütterung?*, Göttingen 1994

Yalom, Irvin D.: *The Gift of Therapy*, New York 2003

Gedanken und Erfahrungen, die ich selbst oder im Rahmen von Fachbeiträgen befreundeter Autoren veröffentlichen konnte:

Althaus, David; Hegerl, Ulrich; Reiners, Holger: *Depressiv?*, München 2006

Hegerl, Ulrich; Althaus, David; Reiners, Holger: *Das Rätsel Depression*, München 2005

Reiners, Holger: *Das heimatlose Ich*, München 2002

Reiners, Holger: *Die gezähmte Depression*, München 2007